Conny

W0350165

Die Kunst
zu atmen

Die Kunst

zu atmen

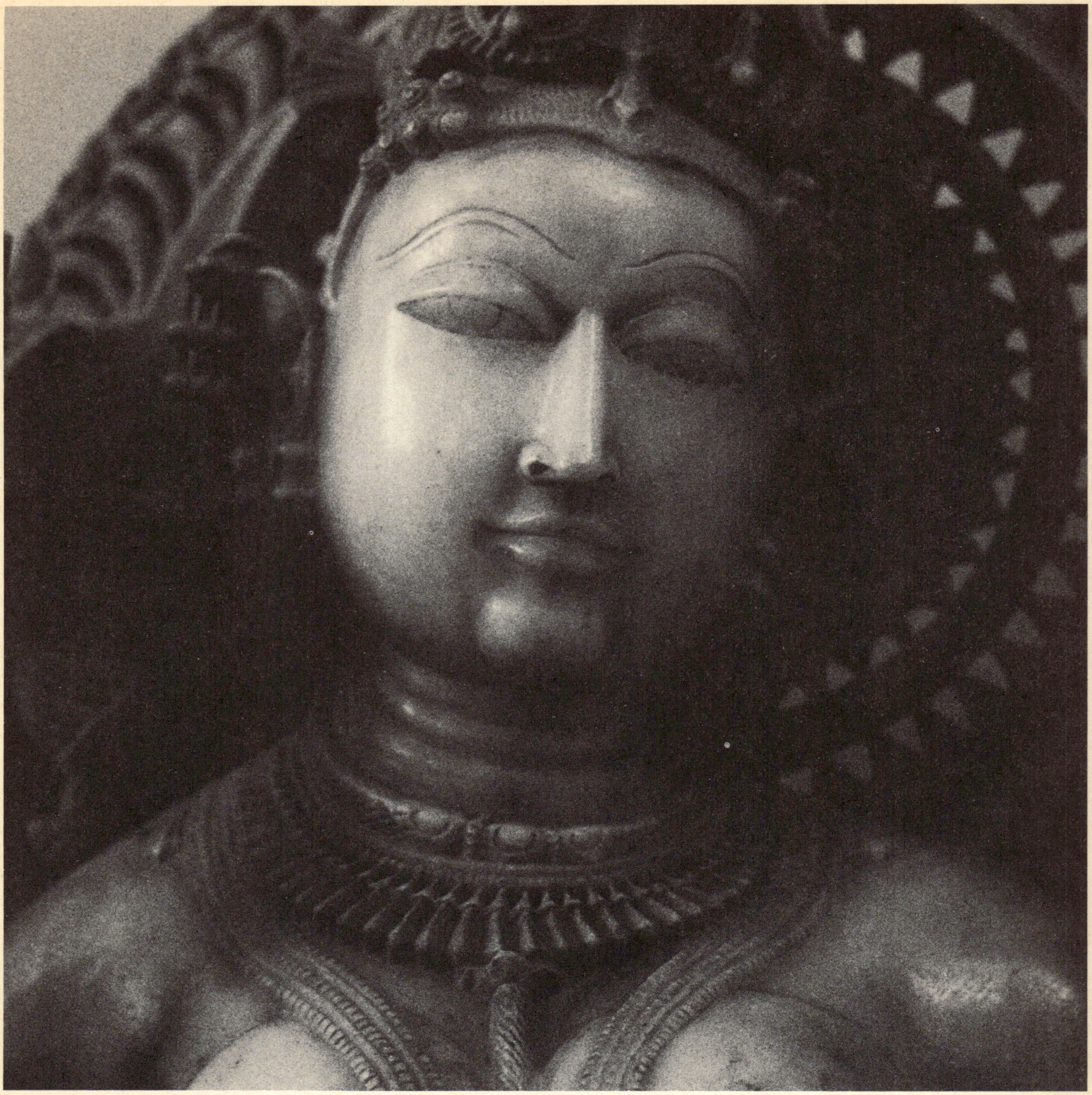

Frédérick Leboyer
im Kösel-Verlag, München

Deutsch von Silvia Ostertag

Für Savitri
und – noch einmal – für Indien,
die beide mir die Tore
zur geheiligten Musik geöffnet haben.

Für
Pamella und Giacomella,
die so mutig waren, mir zu folgen,
und in die Kunst des Atems
eingedrungen sind,
so daß für sie die Entbindung
zur ekstatischen Erfahrung wurde.
Daß viele Frauen nach ihnen
diesen Weg beschreiten,
hoffe ich.

Vorwort

Schaut man sich nur die Bilder dieses Buches an, so wird man
vielleicht sagen:
»Hier bekommt eine Frau, die ein Kind erwartet, Unterricht.«
Und daraus schließen, daß es sich um eine neue Methode
handeln muß;
noch eine Methode, eine mehr,
um die Entbindung zu erleichtern, zu verkürzen.
Wer näher hinschaut und weiterblickt, wird sich daran
erinnern lassen, daß alles, was lebt, atmet.
Vielleicht haben einige Leser, bewußt und aufmerksam,
ihre eigene Atmung schon einmal als nicht nur selbstverständlich erfahren;
sie werden in diesem Buch über das weite, unerschöpfliche
Gebiet des Atems,
das so einfach ist und so tief,
Hilfe finden, auch ohne ein Kind zu erwarten,
Hilfe und Hinführung für sich selbst.
Dann wird er oder sie in diesem Gespräch zwischen zwei
Frauen wohl wahrnehmen,
daß es um mehr und anderes geht als darum,
ein Kind auf die Welt zu bringen.
Sollte jemand sich wundern, daß dieser tiefgreifende Dialog
von Frau zu Frau entstanden ist,
so mag er sich erinnern,

wie Sokrates sich an eine Frau,
Diotima aus Mantinea,
wandte und von ihr erwartete,
über das Geheimnis der Schönheit, der Güte und Liebe, aufgeklärt zu werden, nachdem er sich selbst lange genug vergeblich befragt hatte.
Das Geheimnis der Liebe ...
Wenn es um das Lächeln geht, mit dem das Leben uns begegnet,
wer sollte dann mehr zu sagen haben als eine Frau?
Ist es nicht die Frau, die sich dem Geheimnis der Schöpfung am allerdichtesten nähern kann?
Der Musiker, Maler, Architekt, der Tänzer oder der Dichter —
sie alle suchen, ohne es zu wissen,
die Frau nur nachzuahmen,
während ihr Werk langsam und lange reift,
um dann plötzlich hervorzubrechen.
Dichten meint gebären.
So wendet sich das, was hier geschrieben ist,
an alle, die sich in »Geburtswehen« befinden,
Frauen,
Künstler, Philosophen, Dichter,
alle auf der Suche und in Erwartung
des großen Atems,
der Inspiration —
geheime Quelle
ihrer gemeinsamen Leidenschaft.

Zahlreich sind die Religionen,
unzählig die Sekten.
Alle aber beschreiten nur
zwei Wege:
der eine sucht Erkenntnis,
der andere die Liebe.
Beide führen durch das gleiche, geheime Tor.
Ist es einmal geöffnet, so entdecken wir,
daß es nicht wahre Erkenntnis gibt
ohne Liebe
und daß die Liebe Erkenntnis ist.
Das geheime Tor aber heißt
der Atem.

C. M. Chen

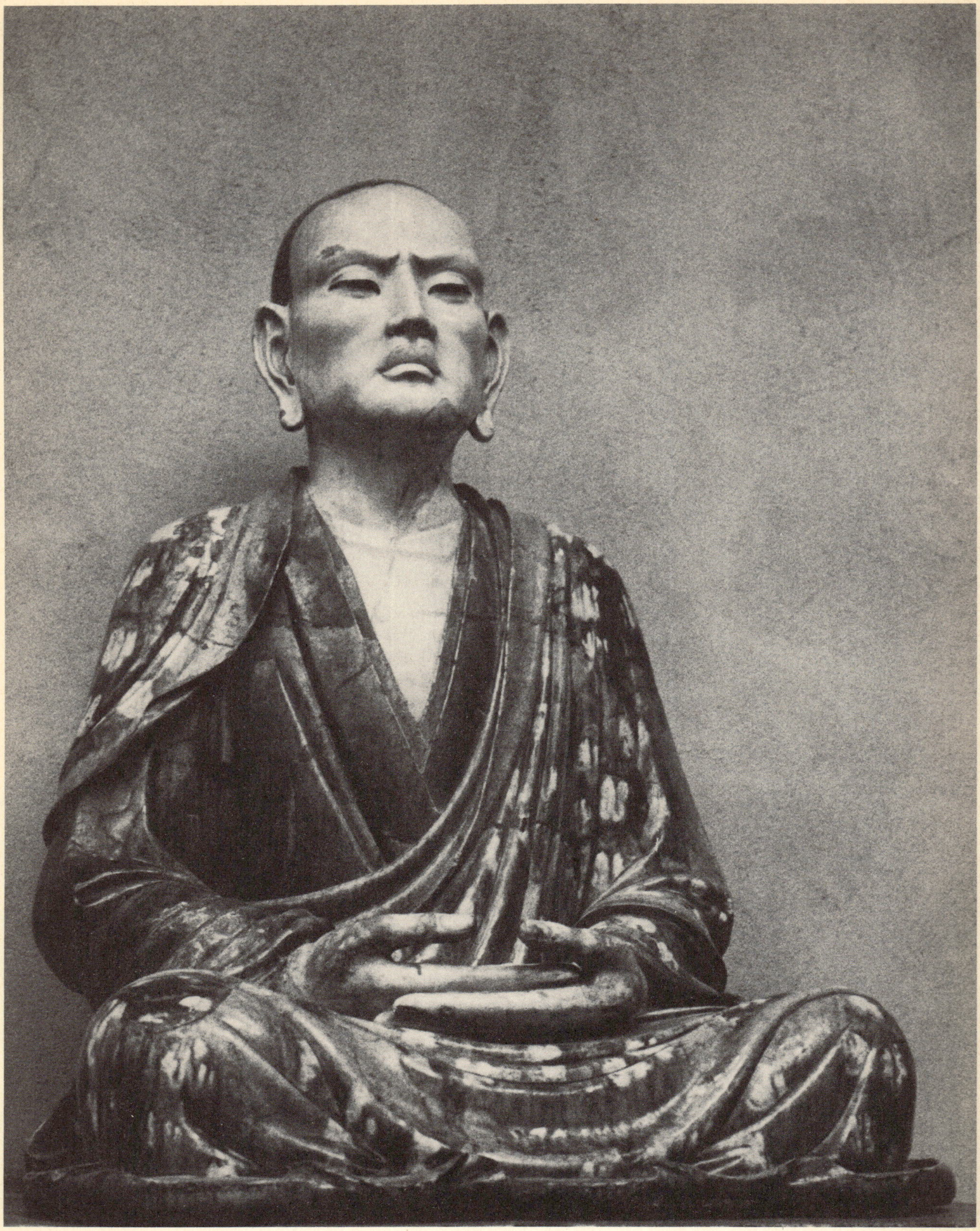

1

Sich loslassen

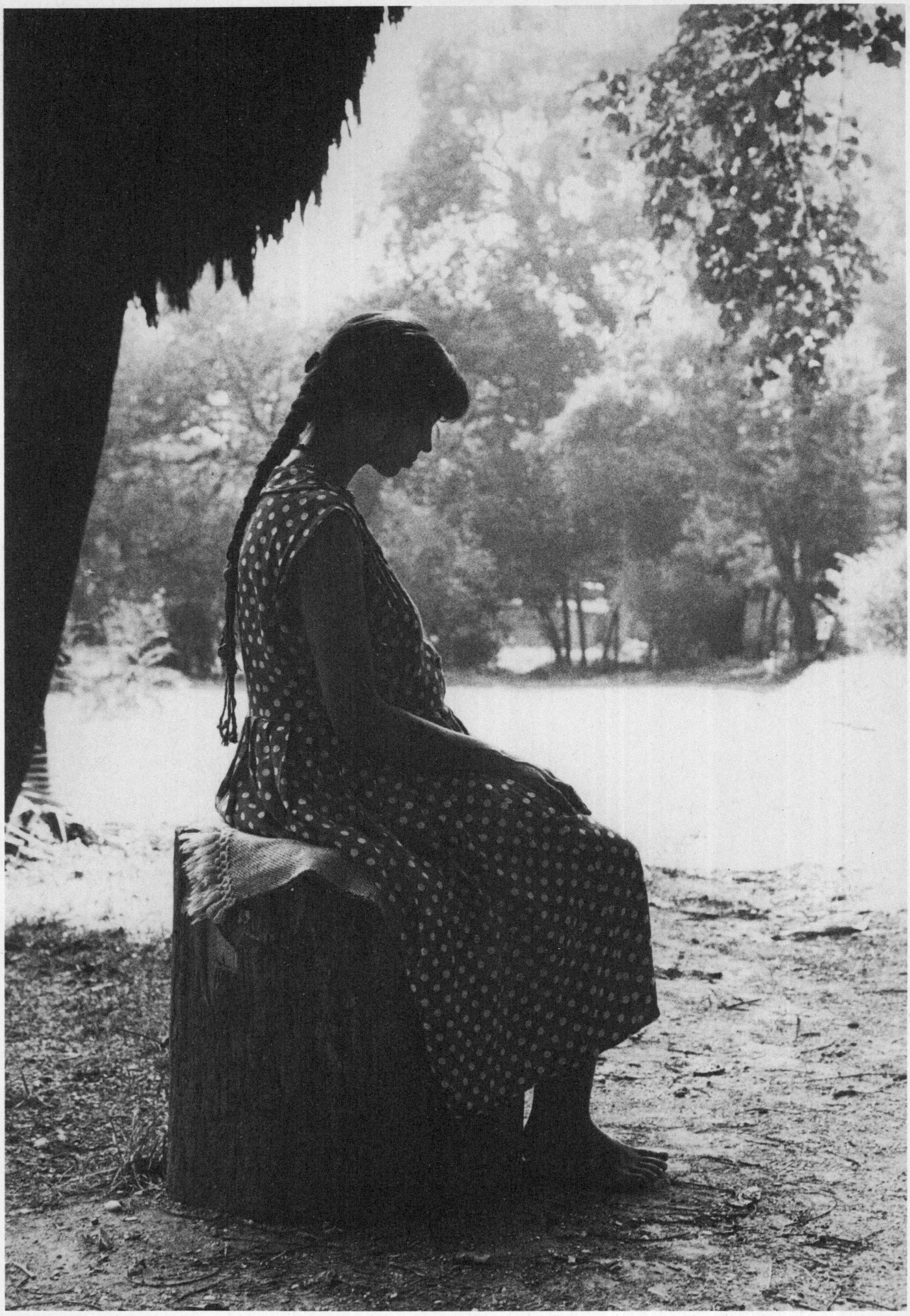

— Giacomella, meine Liebe, was ist passiert, was hast du nur?
— Ich? Ich entspanne mich.
— Ach du lieber Himmel, du entspannst dich? Nein, du brichst ja regelrecht zusammen! Bist du so müde?
— Ich bin ein bißchen matt.
— Ein bißchen, sagst du? Du wirkst wie jemand, der am Ende seiner Kräfte ist, völlig erschöpft, um nicht zu sagen, tot.
— Ja, es stimmt. Eigentlich kann ich nicht mehr.
— Und das kurz vor der Geburt deines Kindes? Du müßtest strahlend sein! Friedvoll und ruhig, wie von einer Kraft bewohnt, getragen von einer geheimen Freude.
— Kraft und Freude? Ich wünschte, es wäre so. Aber ich bin weit entfernt davon. Jeder Schritt kostet mich Überwindung. Jede Bewegung strengt mich an.
— Und darum willst du dich entspannen?
— Ich versuche es. Entspannen soll doch Wunder wirken.
— Hilft es dir denn?
— Eben nicht! Es macht mich ja noch schwächer und bedrückter. Als würde mir der letzte Rest von Kraft genommen. Wie werde ich nur die Entbindung schaffen?
— Jetzt nimm dich aber zusammen!
Komm, faß dich wieder.

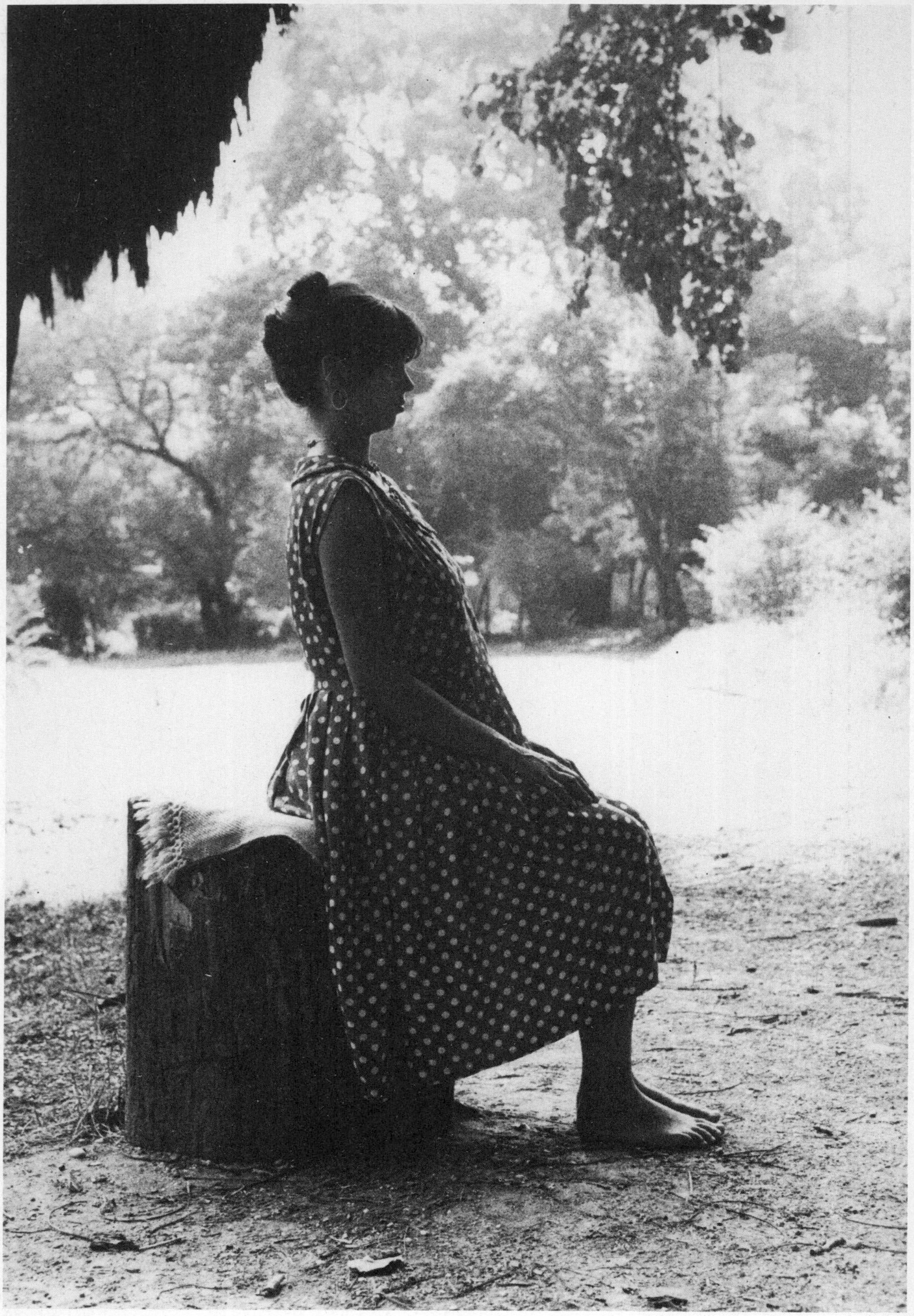

— Ja, du hast wohl recht. Man darf sich nicht so gehen lassen.
So ist es besser, oder?
— Oh Giacomella, nein, das ist nur noch schlimmer!
— Schlimmer, sagst du?
Dann geb ich's auf.
Ich weiß nicht mehr weiter.
— Das glaube ich! Du verkrampfst dich ja, machst dich ganz steif! Fühlst du das nicht selbst?
— Angenehm ist es mir nicht. Vor allem könnte ich nicht lange in dieser Haltung sitzen bleiben.
— Dann laß doch los,
entspanne dich.

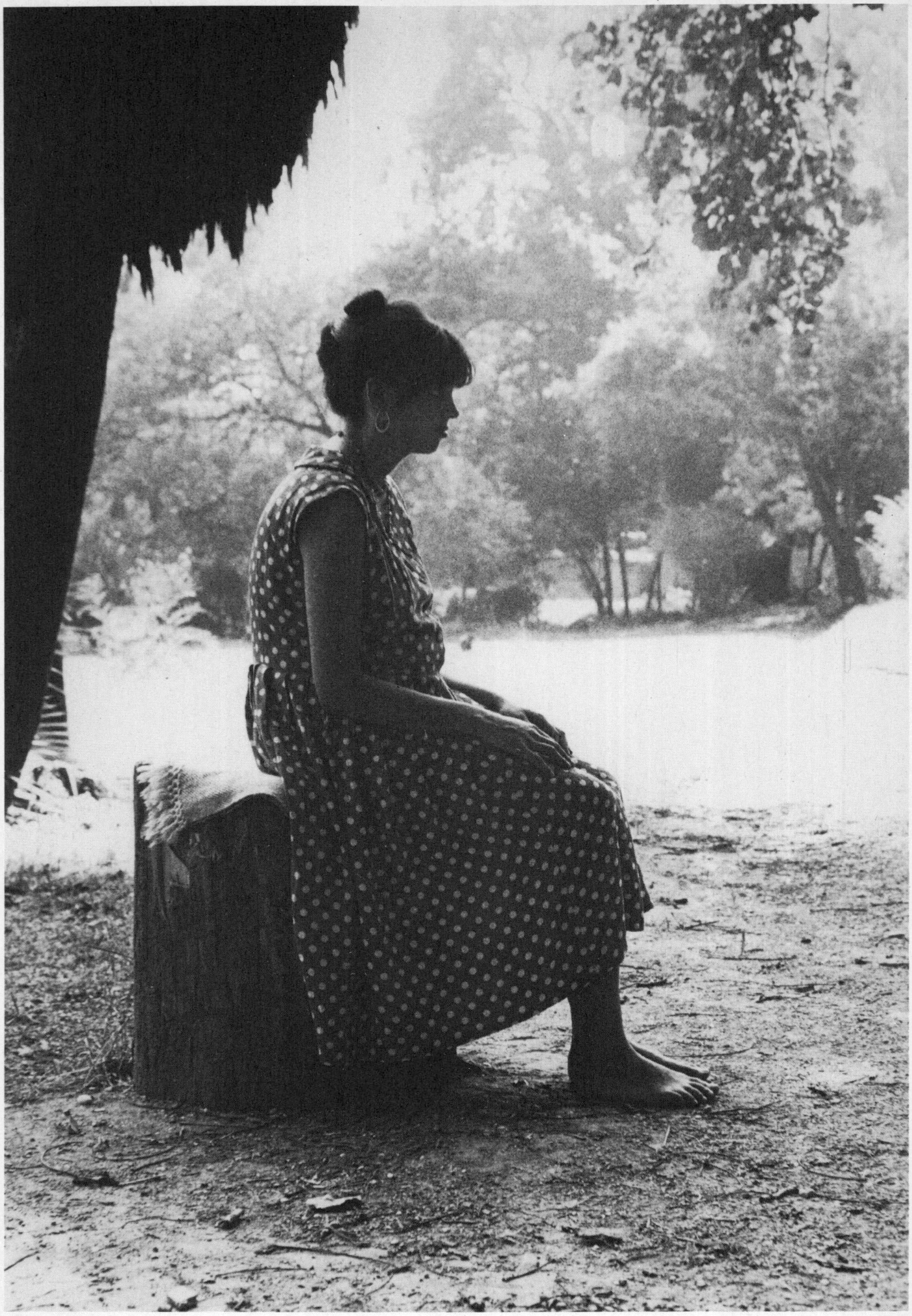

— Aus dem Regen in die Traufe!
Ich sag, entspanne dich,
und du sackst zusammen!
Wenn du dich sehen könntest,
du wärst entsetzt.
Wie ein Kartoffelsack siehst du jetzt aus!
— Aber was soll ich denn machen?
Was?
— Gut fragst du.
Was soll man nur machen, um die rechte Mitte zu finden?
— Ich weiß mir wirklich nicht mehr zu helfen.
Diese Entspannung,
von der ich offenbar noch nichts begriffen habe,
wer zeigt sie mir?

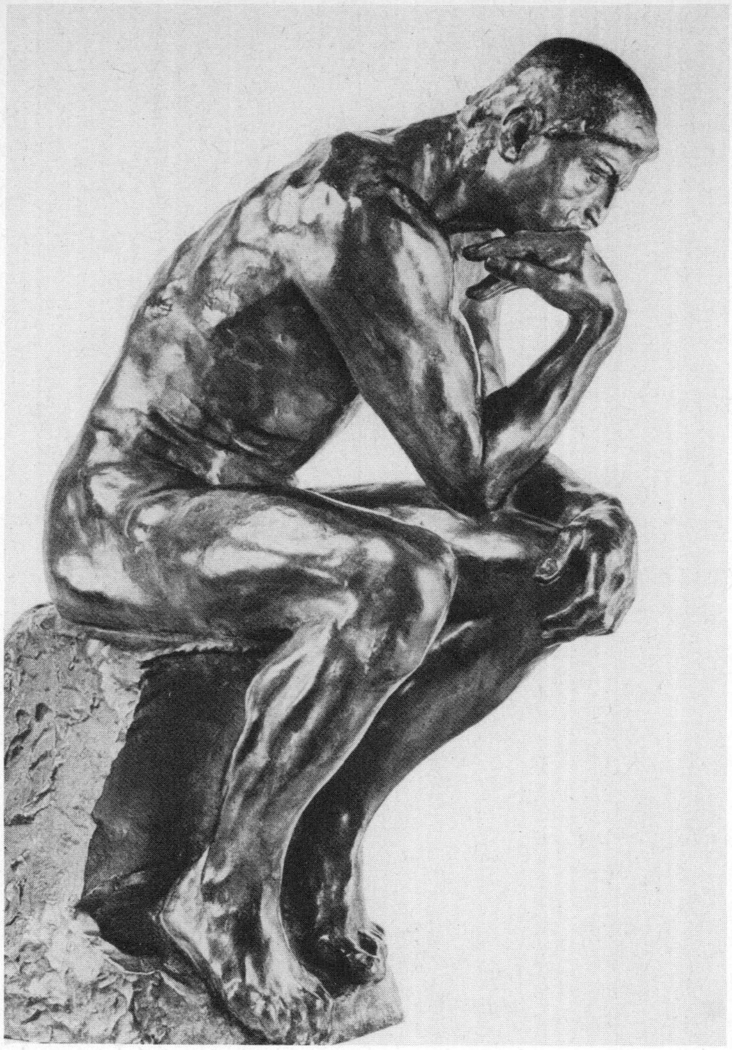

— Ja, das Sich-Loslassen, wer versteht es denn.
Viele denken, sie könnten es erfahren, indem sie sich gewaltig anstrengenden Übungen unterziehen.
So läßt man Euch rennen und tanzen, mit Armen und Beinen um Euch schlagen, Euch austoben und schütteln bis zum Rand der Erschöpfung.
Und wenn Ihr nicht mehr könnt, dann heißt es:
»Haltet ein! Entspannt Euch!«
Was Ihr dabei erlebt, ist nicht mehr als eine Reaktion.
Wirkliche Entspannung aber läßt sich nur erfahren als eine Weise, in der man von vornherein an ein Tun herangeht, eine dauernde Verfassung,
so daß man sich am Ende eines Tuns frisch fühlt wie zu Beginn.

Kein Begriff hat wohl zu so viel Verwirrung geführt
wie das Wort Entspannung.
Schon das englische »relaxed« — was heißt es eigentlich?
Entspannt, gelöst, frei.
Physisch frei? Frei von Spannungen, ja.
Spannungen, die man im Leib wahrnimmt,
deren Ursache aber Kummer und Besorgnis sind.
Dann ist Entspannung wohl die Frucht schwieriger Übungen
und Positionen?
Nein, umgekehrt! In ihnen zeigt sich erst, was Freiheit meint.
Vielleicht sich gehen lassen?
Weit entfernt davon.
Dann eher Verzicht? Kann sein.
Sich aufgeben? Nein.
Hingeben? Sich hingeben? Ja, jetzt kommen wir näher.
Eine Verfassung ist es, eine Weise dazusein,
die Kunst, das, was man macht, mit Anmut und Leichtigkeit zu
tun,
mit sparsamen Mitteln anstatt durch Anstrengung,
klar, sicher und mit Genauigkeit.
Es ist einfach, wie du siehst.
Ganz und gar einfach.
— Einfach sagst du dazu? Wie kannst du nur!
— Dir allerdings gelingt es nicht, weil du, genau wie diese
unglückliche Gestalt,
am Denken bist.
Du suchst mit dem Kopf.
Hör auf zu denken!
Was nicht meint:
»Denk an was anderes!«

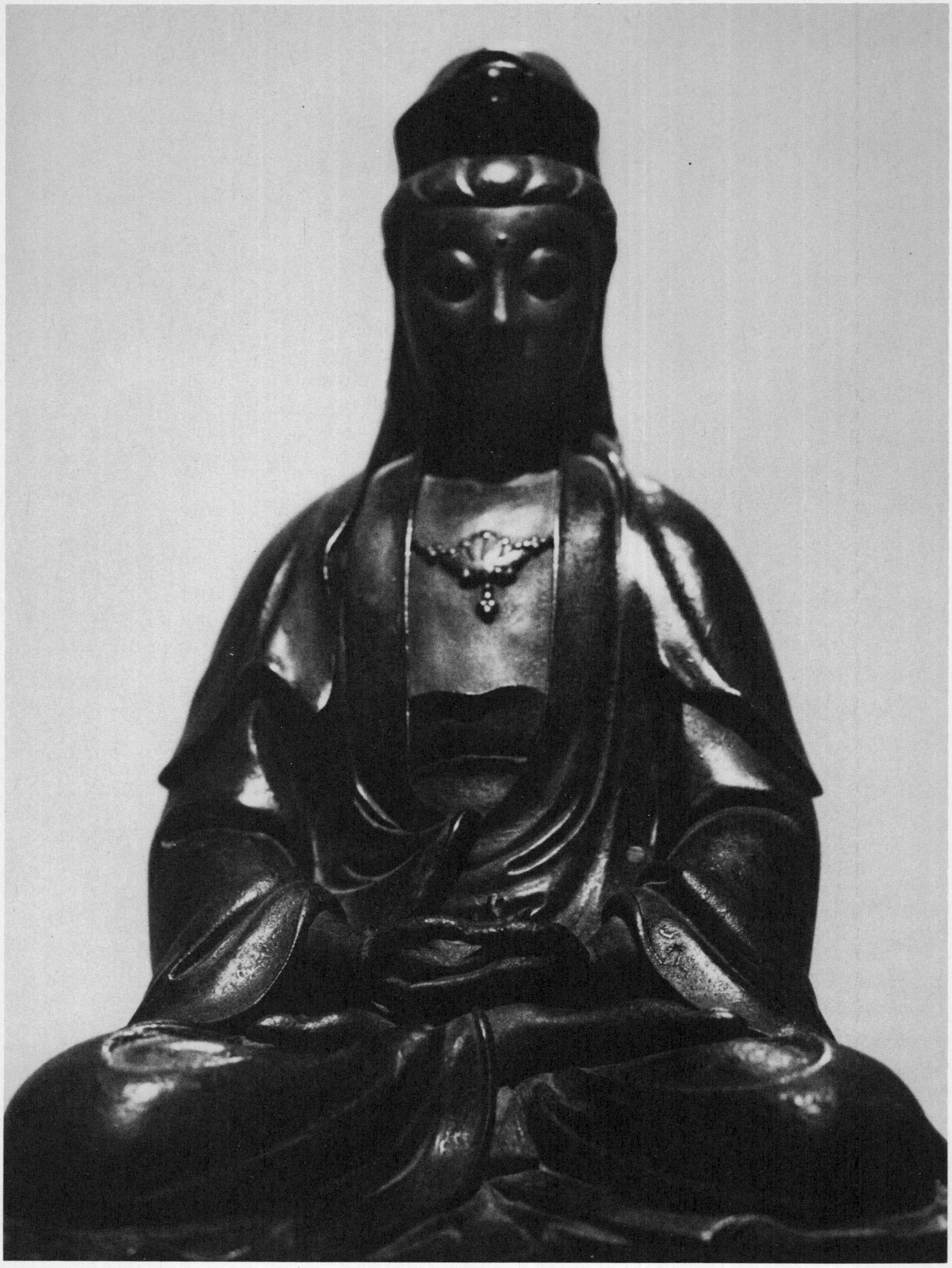

2

Haltung
Halt
Hinterhalt?

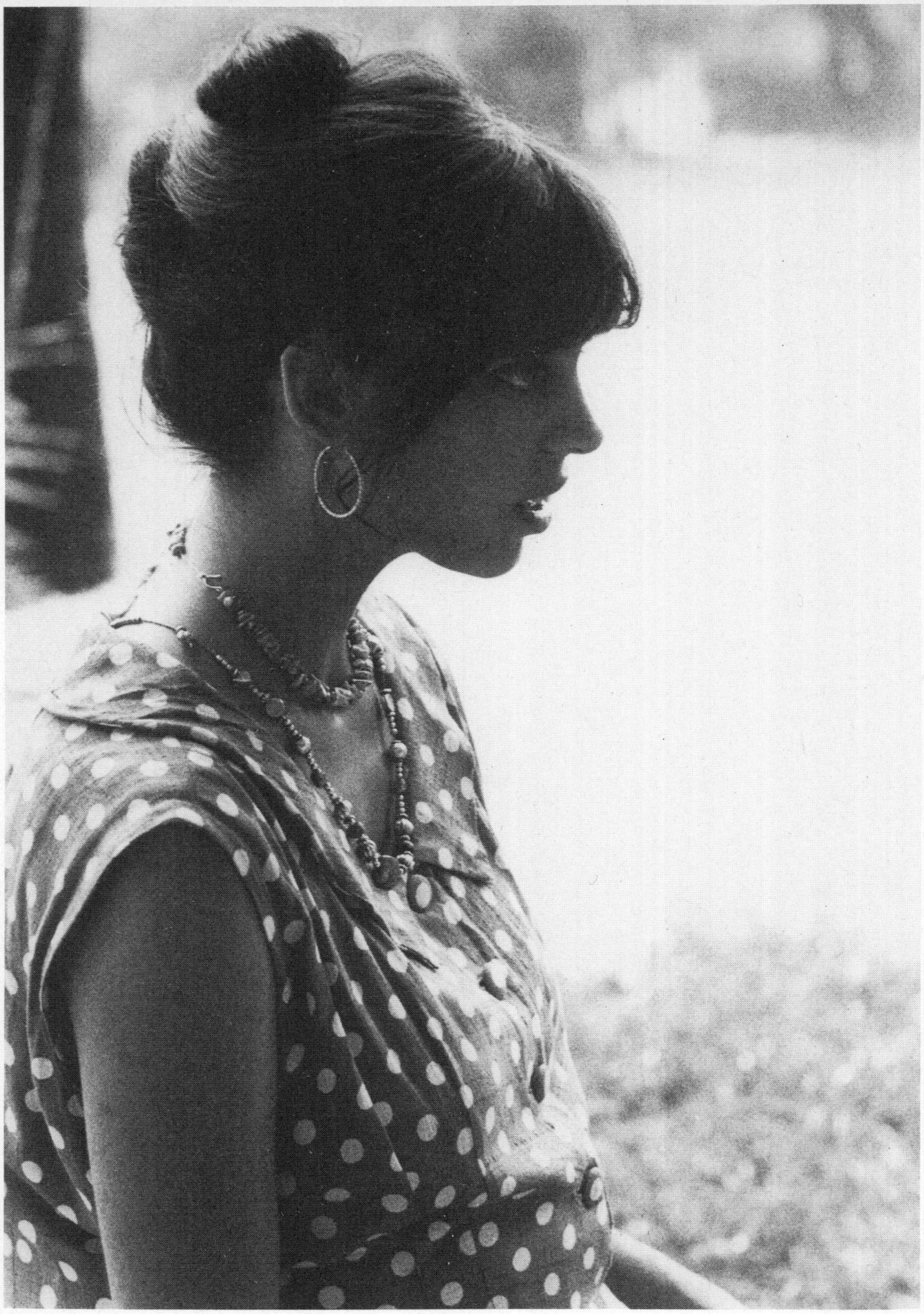

— Je länger ich dir zuhöre, desto verwirrter werde ich.
Ich werde bald verrückt, wenn du so weitermachst.
Durch deine Schuld.
— Durch meine Schuld?
— Schließlich übe ich seit Jahren Meditation...
— Meditation?
— Zum Meditieren setze ich mich auf den Boden...
— Und wo bleibt die Wahrheit, wenn du wieder aufstehst?
— Auf den Boden, habe ich gesagt, und du, du läßt mich auf einem Stuhl dasitzen.
Alles muß ich ändern.
Wie soll ich mich da noch zurechtfinden!
— Giacomella, nicht wahr, du weißt, daß ich dich mag,
daß ich nichts anderes versuche, als dir zu helfen,
und daß ich dir in keiner Weise irgend etwas aufzwingen will.
Wenn du meinst, daß du auf dem Boden besser sitzen kannst,
dann tu's, ich bitte dich.

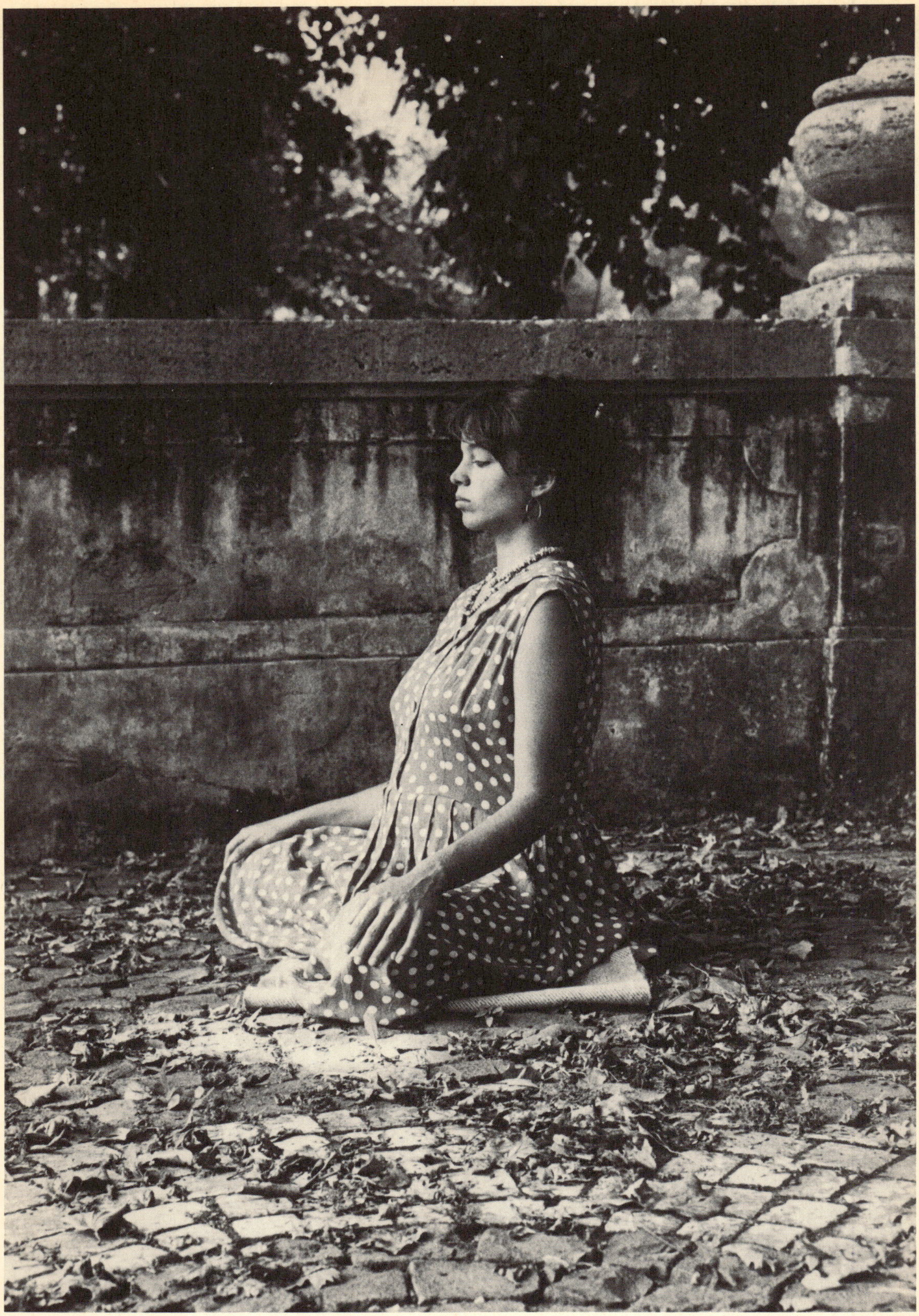

— So.
— So?
— Ist es etwa nicht recht so?
— Meine liebe Giacomella, versprich, daß du mir nicht übelnimmst, wenn ich ...
— Natürlich nicht. Sag schon.
— Also gut. Es ist unmöglich, wie du sitzt.
Im ganzen Oberkörper weichst du zurück,
und dein Kreuz drückst du förmlich durch.
Fünf Minuten wirst du so bleiben können,
und wenn du ganz tapfer bist,
hältst du's vielleicht gar eine Stunde aus.
Früher oder später aber
bist du am Ende deiner Kraft,
und alles bricht zusammen.
Ich bin sicher, du spürst es auch,
darum bitte ich dich noch einmal:
laß los, entspanne dich!

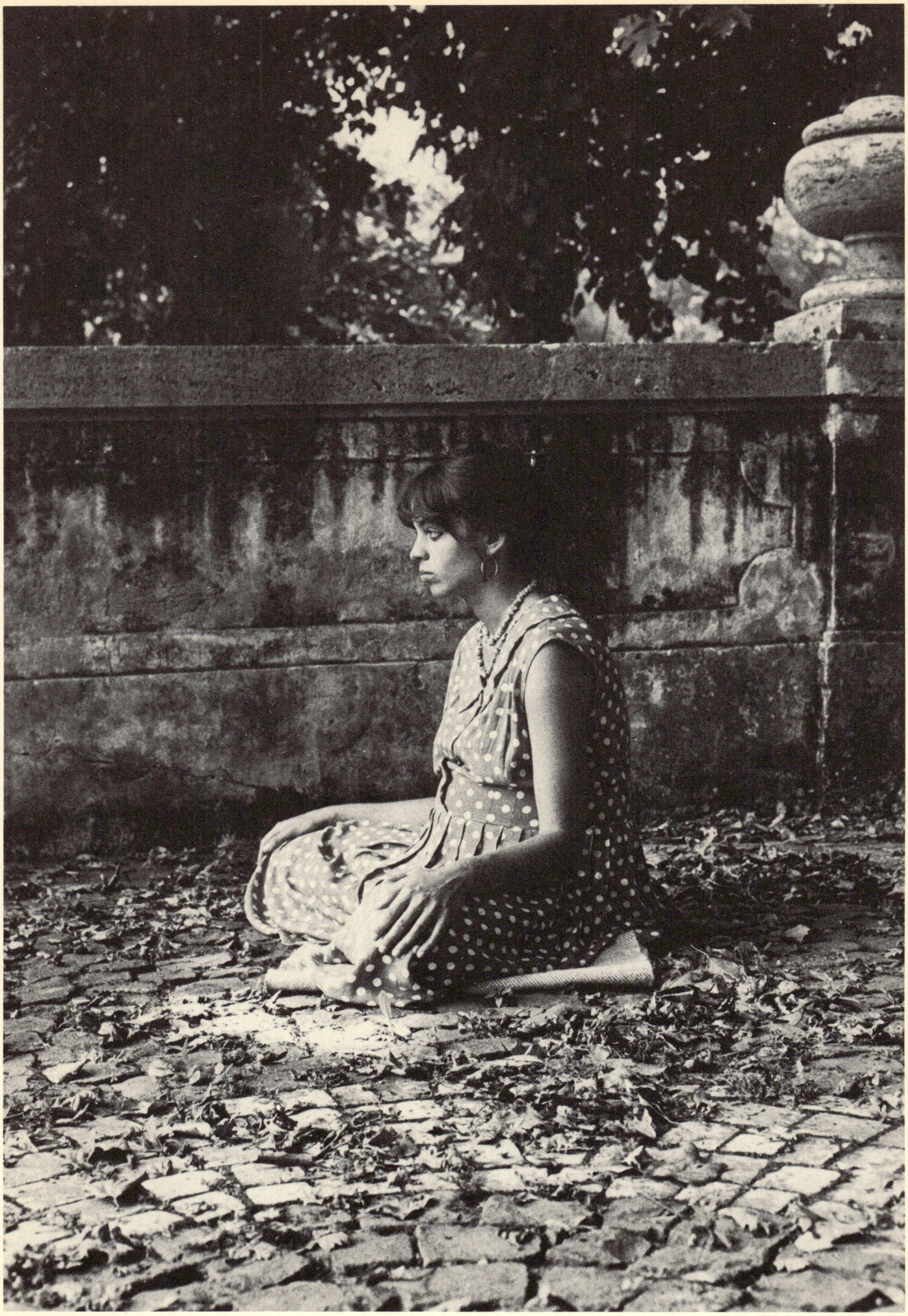

— Und schon ist er wieder da,
der Kartoffelsack!
Weißt du, was ich fürchte?
Das auf dem Boden Sitzen bessert nichts.
Im Gegenteil.

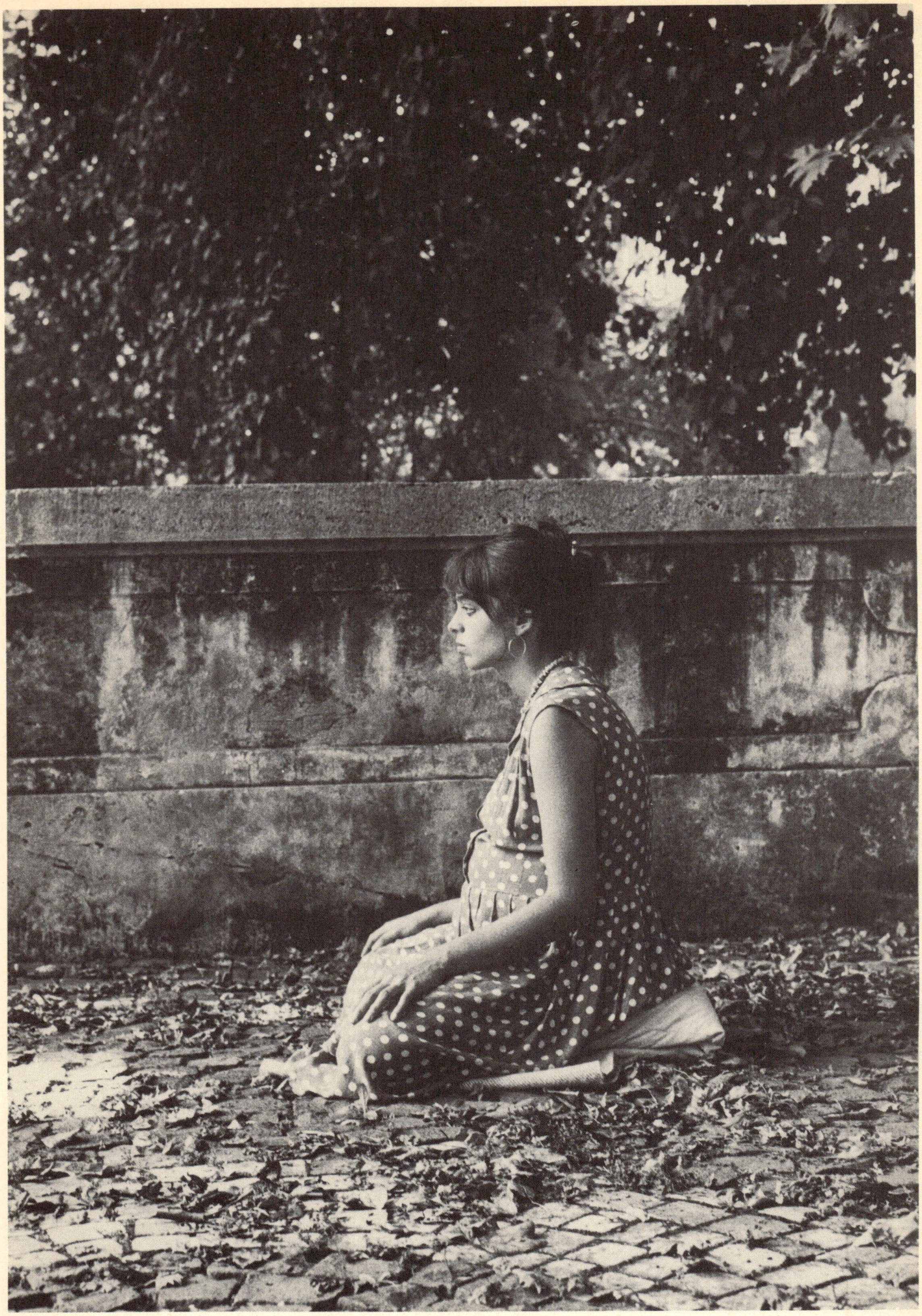

— Und jetzt?
Hab ich's immer noch nicht?
— Lieber sag ich dir die Wahrheit, du bist schließlich groß und stark genug, um sie zu hören:
nein, du hast es noch immer nicht.
Siehst du denn nicht, wie du dich entweder stramm versteifst oder aufgelöst zusammenfällst. Du pendelst immer wieder zwischen zwei Extremen.
— Aber warum denn nur!
— Indem du das eine zu verbessern suchst, gerätst du in das andere.
Verkehrt ist aber das eine wie das andere.
Und wie könnte es anders sein?
Ein Fehler kann nichts anderes erzeugen als einen neuen Fehler, meinst du nicht?
Und übrigens, du denkst gerade wieder.
— Ich denke?
— Ja, du willst es nicht aufgeben, mit dem Kopf zu suchen.
— Wirklich, du machst mich noch wahnsinnig.
— Dafür bist du mir viel zu lieb.
Nein, ich will dich nur aussteigen lassen aus dem Teufelskreis, in den du selbst dich eingeschlossen hast.
Willst du dich mit mir zusammen auf einen ganz anderen Weg einlassen,
der nicht vom einen ausgeht, um zum anderen zu gelangen, der dich nicht mehr vom einen Irrtum in den anderen fallen läßt?
— Mit mir ist es so weit gekommen, daß ich alles tue, was du willst.

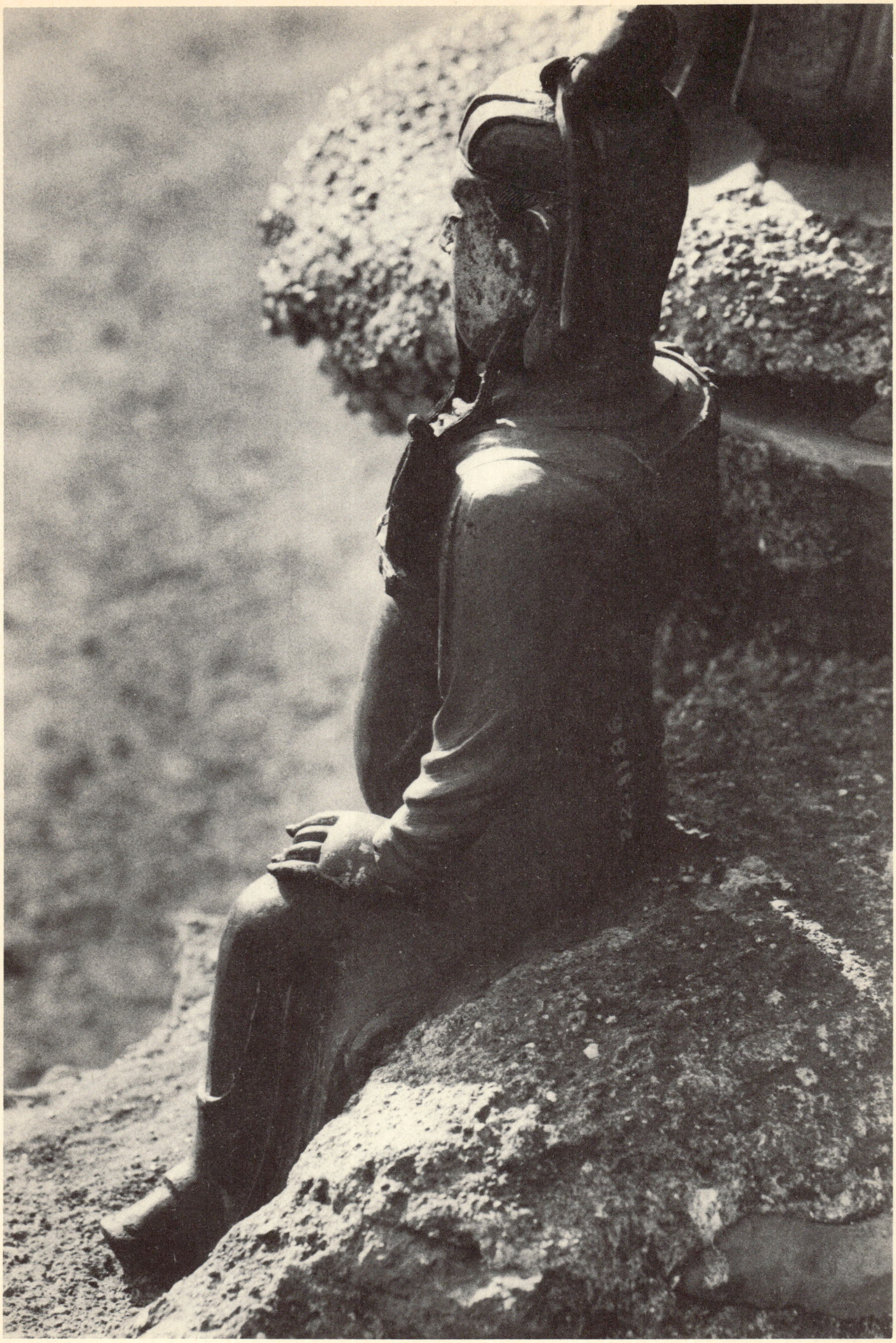

3

Halt dich gerade!

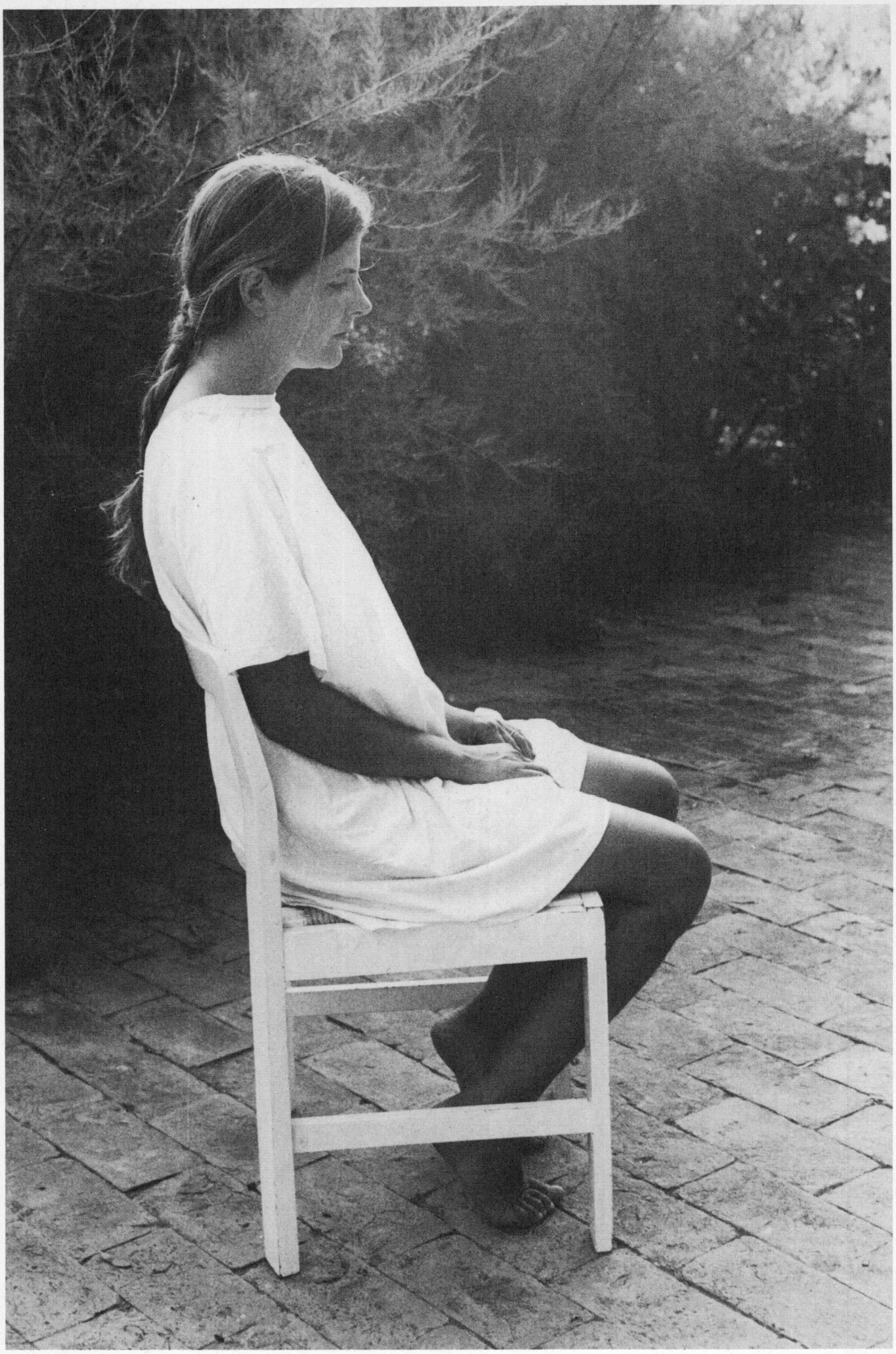

So lerne als erstes zu schauen anstatt zu denken.
Sieh mal, so setzt man sich für gewöhnlich hin, wenn man endlich Ruhe hat.
Auf den ersten Blick werden die meisten sagen:
»Niedlich.«
Ist es denn niedlich,
wenn ein Mensch sich selbst aufgibt?
Dieses vorwärts fliehende Kinn,
die verschwommenen Augen,
keine Achse im ganzen Leib,
dafür aber die schlechte Stütze
genau in der Mitte des Rückens.
Ach, diese schrecklichen Stühle,
von Designern erfunden,
die ihren eigenen Körper nicht kennen,
sie sind wie Fallen,
die dich geradewegs in den Abgrund führen.
Das erfahrene Auge sieht mit Leichtigkeit
die traurige Folge dieses Sitzens ...

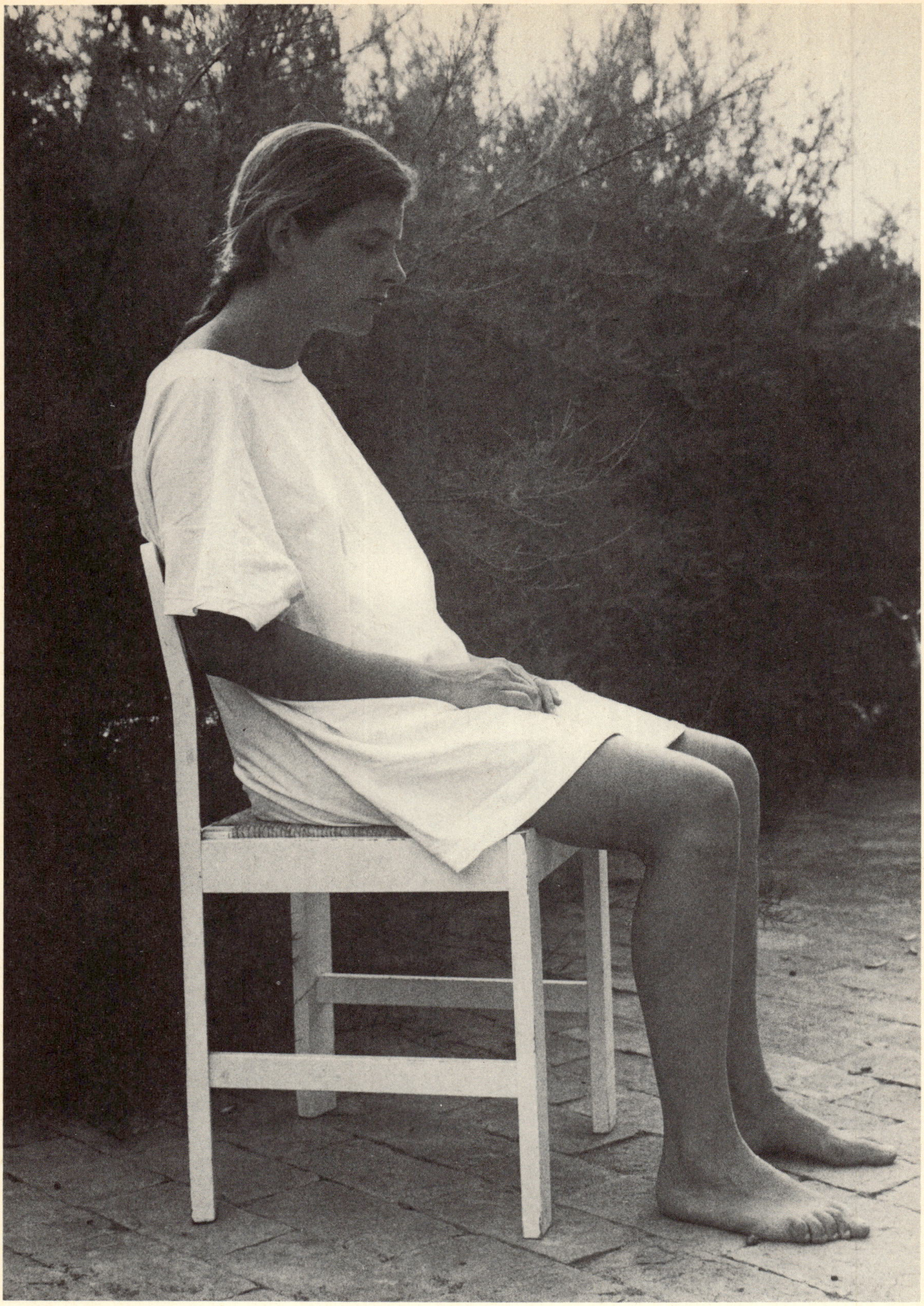

— Himmel! Ist das eine Trauergestalt!
— Und das nennt man »relaxed«, nicht wahr?
In Wirklichkeit geht es im doppelten Sinn »abwärts« mit ihr.
Siehst du,
wie verwechselbar Loslassen und Sich-Gehenlassen sind,
wie falsch verstandene tiefe Worte nicht zum Grund, sondern zum Abgrund führen,
wie Weisheit, die verraten wurde,
nichts erhellt, sondern dich betrübt,
und wie eine schlechte Unterstützung dich haltlos macht.
Darum hüte dich vor Rückenlehnen,
vor den verführerischen Stützen,
lehn dich nicht an
und stütz dich auf nichts anderes
als auf dich.

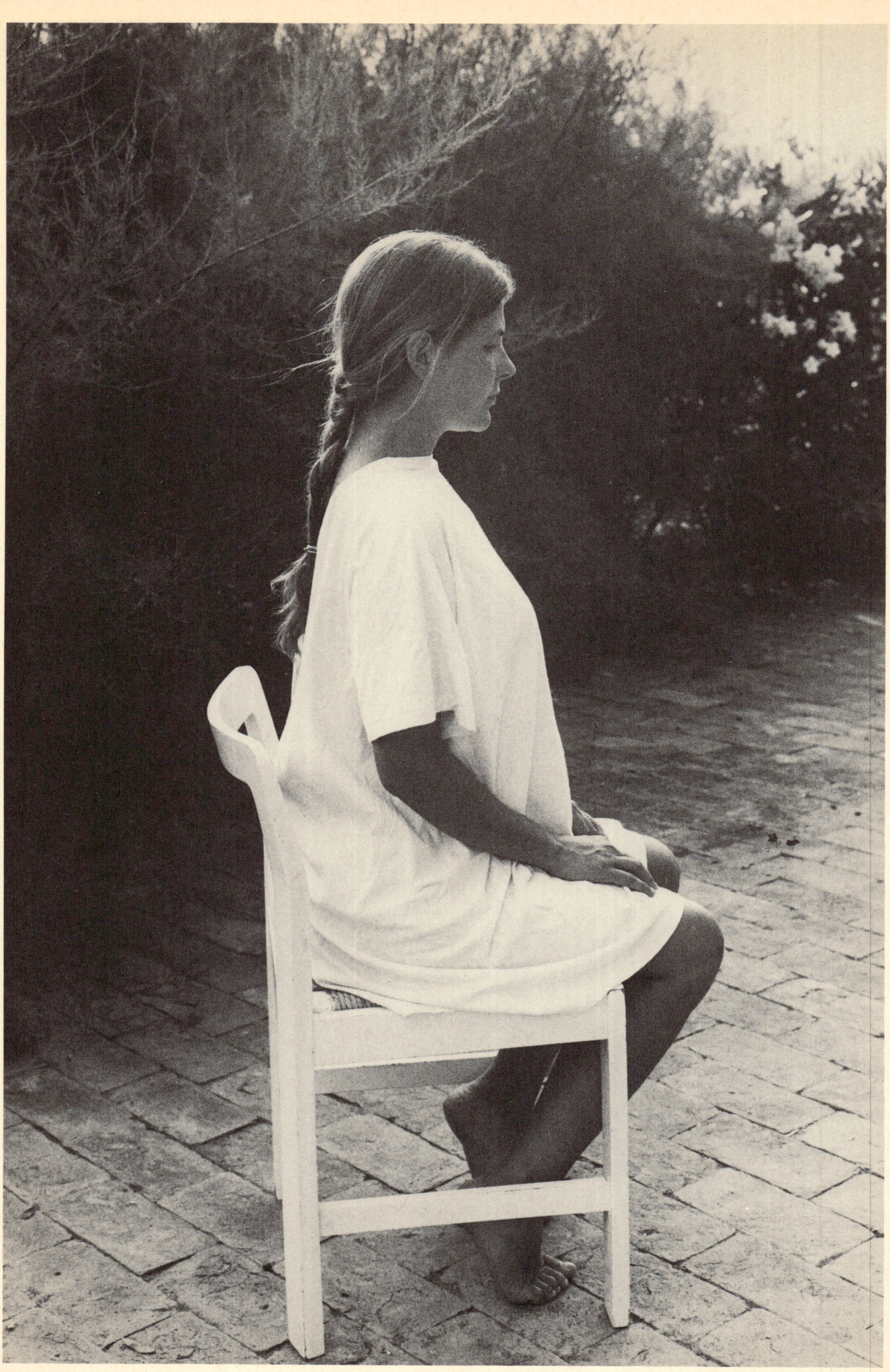

Und schon sind wir beim anderen Extrem.
So sieht es aus, wenn du gehorchst und reagierst.
Du hast dich wieder zusammengerissen.
Als klinge in dir der unheilvolle Befehl
aus deiner Kindheit nach,
dies scheußliche
»Halt dich gerade!«
Mit einem Ruck
richtest du dich auf.
Aber die Reaktion taugt leider auch nicht mehr als die Fehlhaltung, aus der sie eben entstanden ist.
Jetzt sitzt du gerade, ohne Zweifel,
doch steif und starr,
als hättest du einen Besenstiel verschluckt,
brav und artig bist du geworden
wie ein Mustermädchen aus guter alter Zeit.

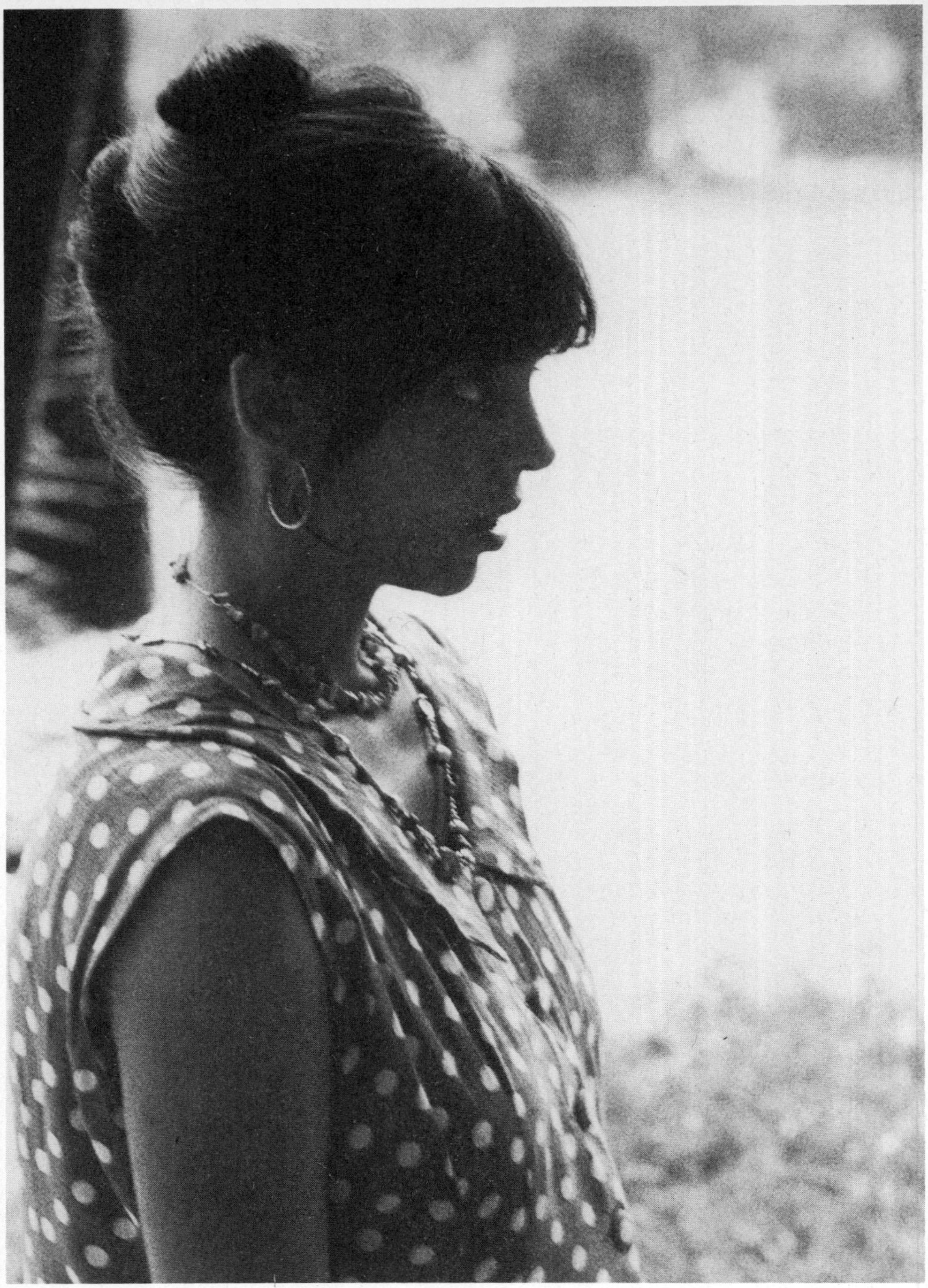

— Aber was soll ich tun?
Wie finde ich denn jemals hinaus
aus diesem ewigen Entweder-Oder,
zusammengefallen oder starr?
Wo ist sie denn, die rechte Mitte?
Was soll ich tun?
— Schon vor Jahrhunderten antwortete Konfuzius:
»Wenn einer sich nicht immer und immer wieder fragt:
was soll ich tun? Was soll ich tun!
Dann ist ihm wahrlich nicht zu helfen.«
Leider begann er dann aber über Gut und Böse zu predigen
und machte eine Moral daraus.
— Wie, soll man nicht nach dem Guten streben?
— Fang damit an, dich richtig hinzusetzen.
— Oh!
— Sitzt du recht, vergehen die Verspannungen.
Und du atmest frei.
Wer frei atmet, strahlt.
Wenn du aber strahlst, wie solltest du mit Bitterkeit und Neid
auf deinen Nachbarn schauen?
Du lächelst ihm zu.
Und er nickt zurück.
Doch wenn du zusammengesackt oder, im Gegenteil, erstarrt
bist, festgeklemmt,
atmest du dann?
— Nein, das stimmt, ich atme nicht.
Ich weiß es längst und suche ja, es endlich zu erlernen.
Aber wie?
— Indem du singst.
— Singen! Ich!
Ich bin ganz und gar unfähig.
— Willst du dennoch probieren?

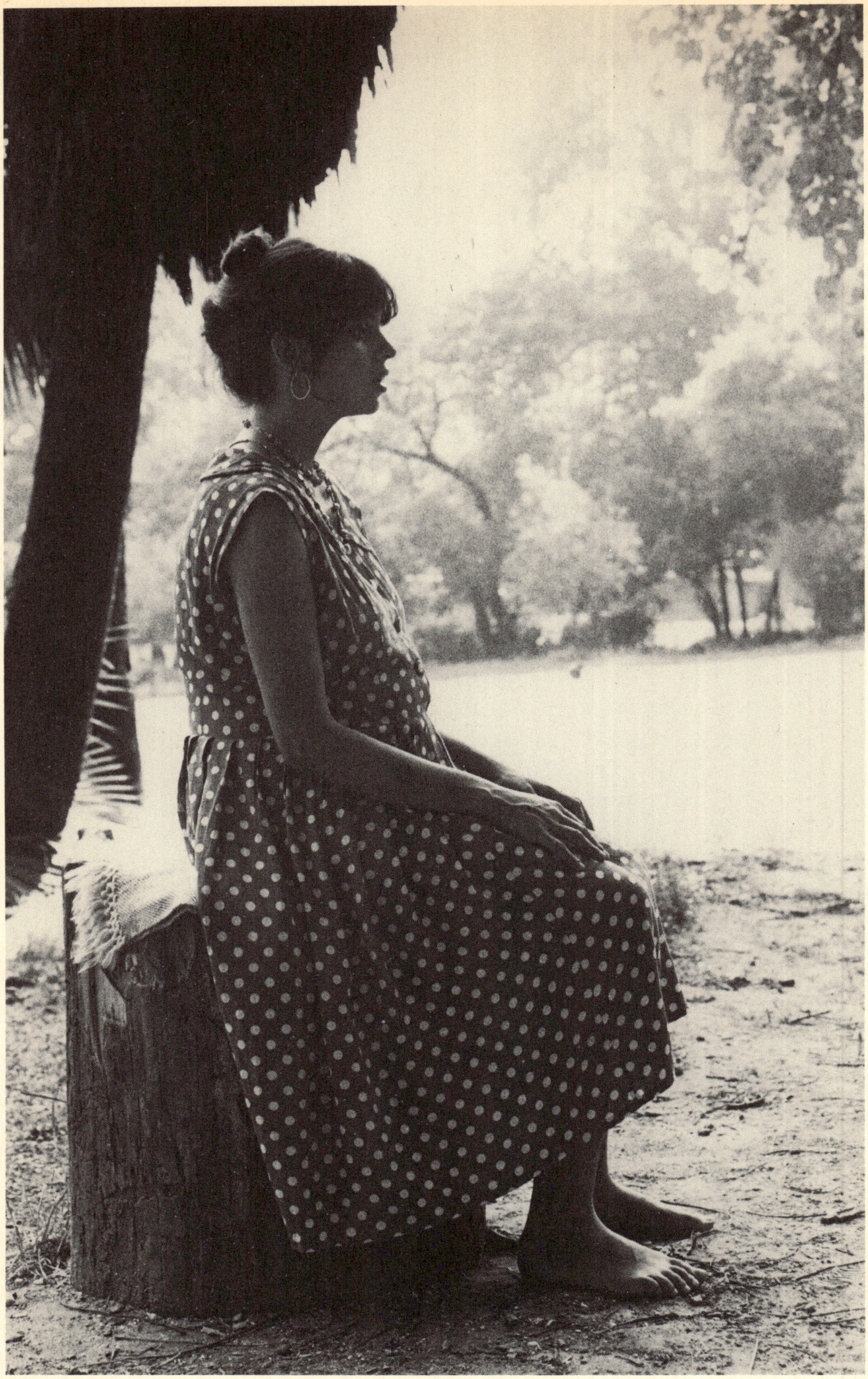

— Nein, ich sag dir doch, ich kann es nicht.
— Du weißt, du kannst es nicht?
Wie weißt du das, wo du es nicht probierst.
— Ich getraue mich doch nicht.
— Das ist es also.
— Schon als kleines Kind hat man zu mir gesagt:
»Schweig still, du singst ja falsch!«
— Ach, diese dummen Eltern!
Doch lassen wir Vergangenes vergangen sein.
Das heißt, versuch dich davon zu befreien,
deine Stimme zu befreien.
Löse die Knoten auf, die deine Stimme hindern zu tönen,
sich zu wagen.
Wo sind sie, diese Knoten?
Sag mir ganz konkret, wo du dich zugeschnürt empfindest,
wo etwas in dir steckt, anstatt zu fließen.
— In meiner Kehle, und hier, unter der Brust, in der Magengrube.
— Recht so. Jetzt geht es vorwärts.
Ja, das ist wirklich die Stelle, an der es klemmt.
Und um all das aufzulösen, genügt es zu singen, es zu probieren.
— Dräng mich doch nicht. Ich fang gleich an zu weinen.
— Wenn die Tränen kommen, so laß sie ruhig fließen.
Sie bedeuten ja, daß das Eis beginnt zu schmelzen.
Es sind nur deine alten Ängste,
alte, verdrängte Schmerzen, die endlich auftauchen.
Komm, hab Mut, mach deinen Mund weit auf und laß einen Ton, ein »o« oder ein »a«, so klingen, wie es dir gefällt.

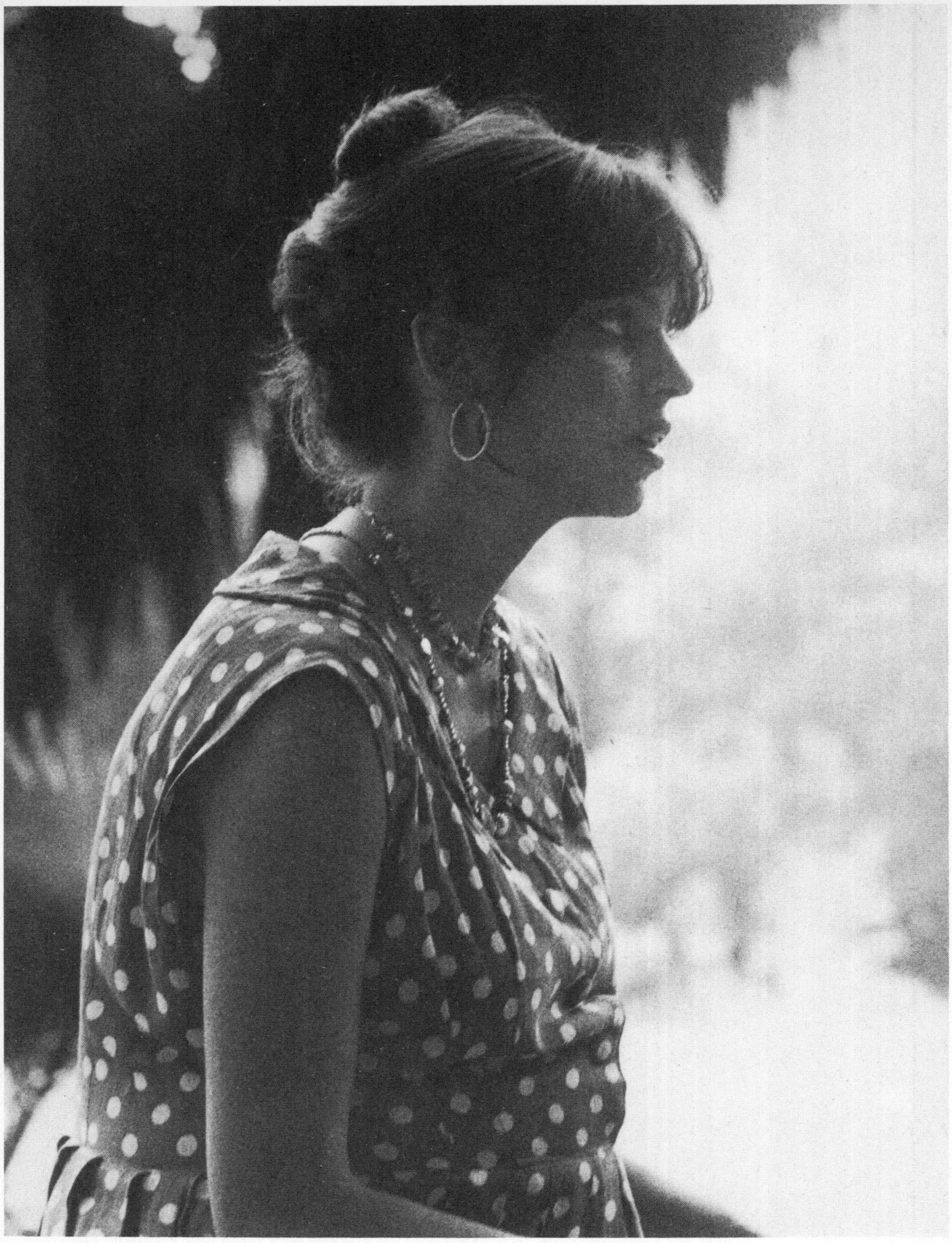

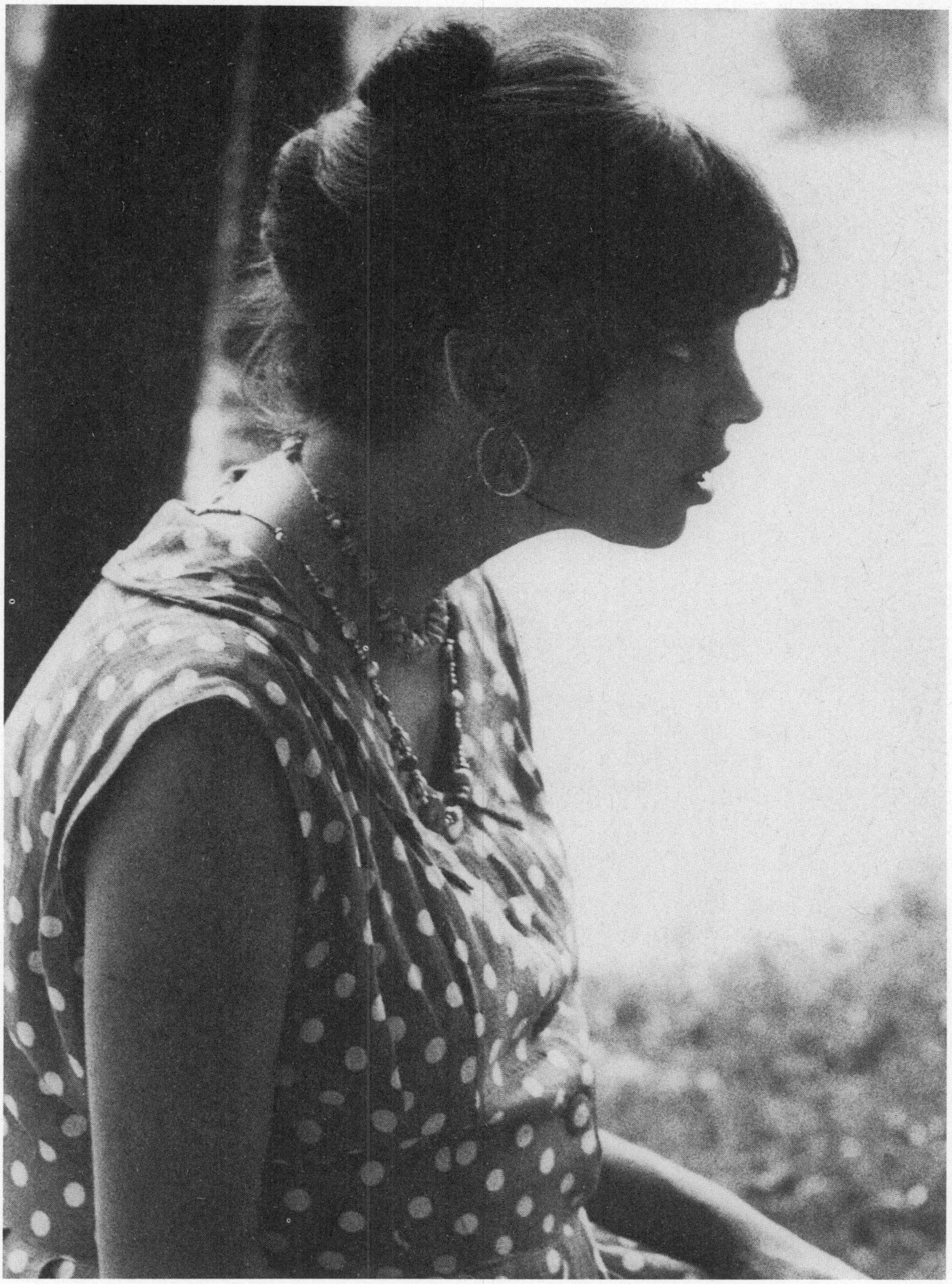

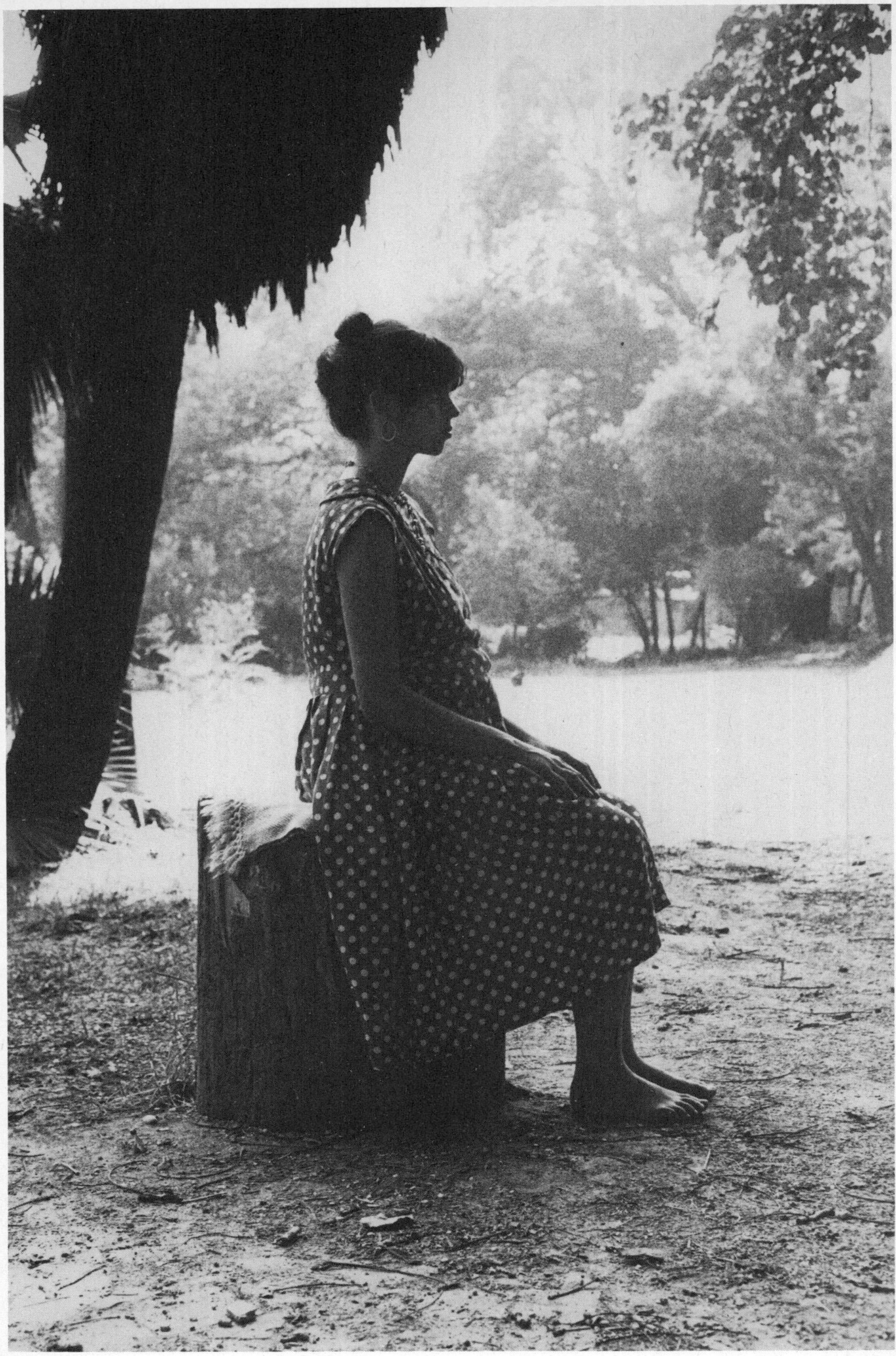

— Siehst du jetzt. Ich kann es nicht. Ich singe falsch.
— Ganz und gar nicht.
Deine Stimme klingt rein, und du kannst singen.
— Findest du? Ich kann singen? Meinst du wirklich?
Du machst mir Mut, jedenfalls bekomm ich Lust dazu.
Als würde mir eine große Freude verheißen.
— Rein ist deine Stimme, was ihr aber fehlt, ist Kraft.
Der Ton strömt nicht voll hinaus.
Und warum?
Weil du die Luft verlierst, wenn du singst. Wie ein Luftballon schrumpfst du zusammen.
— Wie kann man es anders machen?
— Zusammenschrumpfen oder sich leer werden lassen, das ist nicht dasselbe, glaubst du nicht auch?
Wer etwas ablegt, von sich gibt,
muß nicht verarmen.
Er entledigt sich von allem Überflüssigen, damit das Wesentliche in Erscheinung tritt.
Verzierung wegwerfen, um Schönheit zu enthüllen,
um die Vollendung der Form zu finden.
Nun zum Singen: deine Kraft entweicht, weil du leider mit der Brust singst.
— Kann man denn anders singen?
— Oh natürlich.
Willst du, daß ich dir demonstriere, was du machst,
genau das, was zu vermeiden ist?
Du weißt, ich mache mich nicht lustig über dich.
— Ja bitte. Mach es vor. Hilf mir.

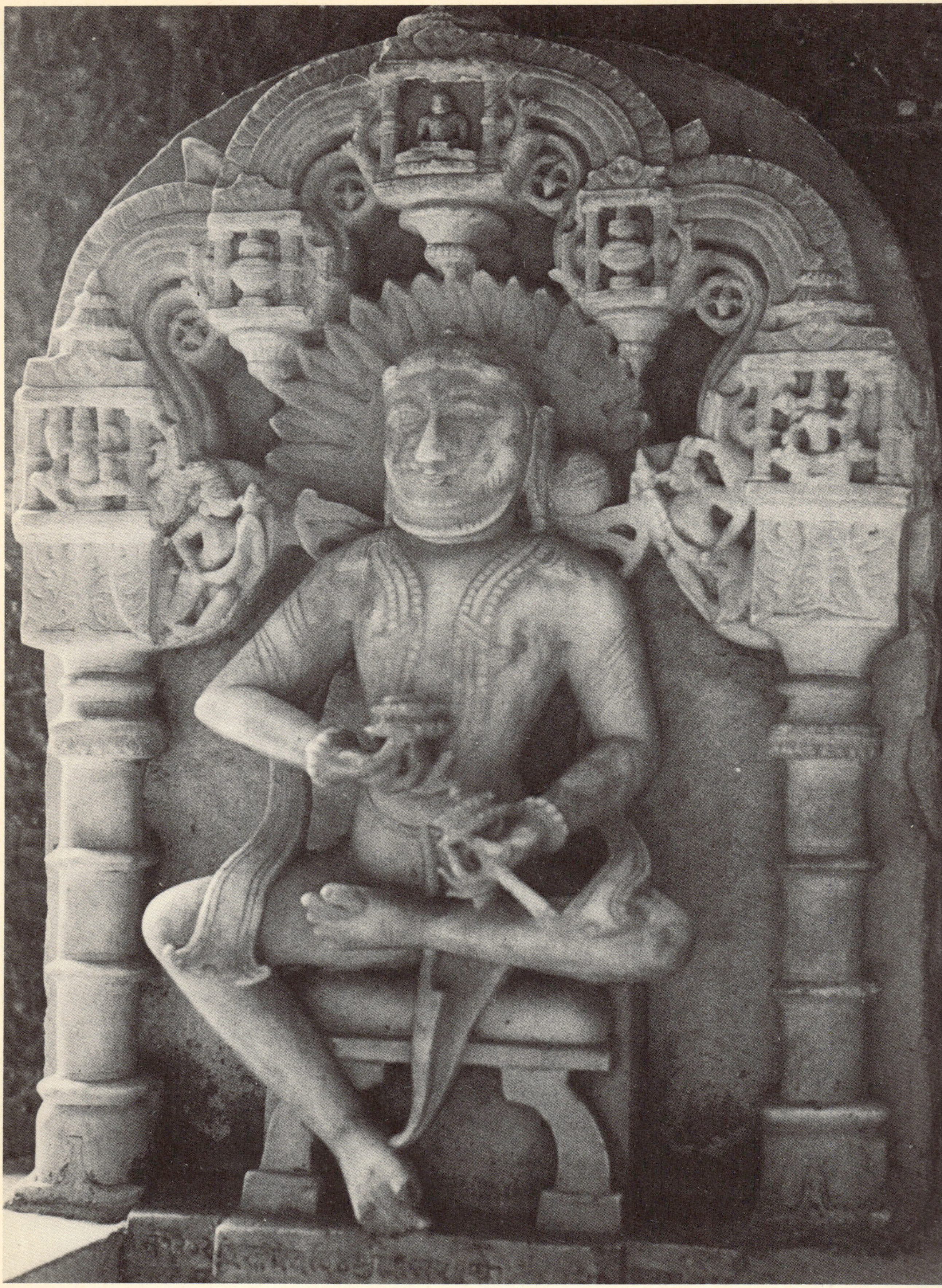

4

Die Falle

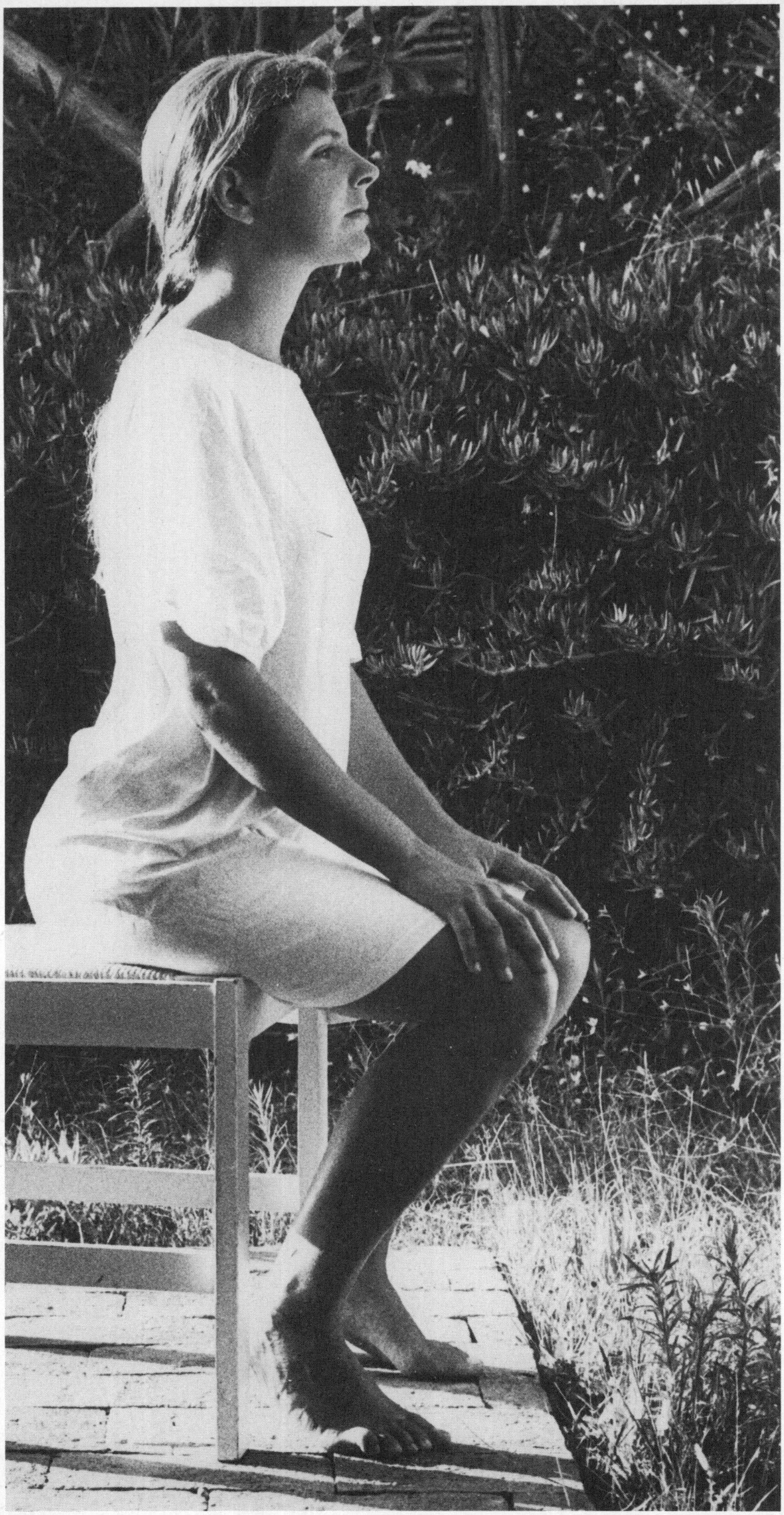

— So laß uns gemeinsam die Kette auflösen,
diese Kette von Aktion und Reaktion,
von Irrtum und neuem Mißverständnis,
die sich gegenseitig anstecken und verstärken in tragischer Machenschaft.
Du hast dich also zusammengenommen, zusammengerafft.
Um dich aufzurichten, hast du dich ins Hohlkreuz hineingestreckt.
— Ist das nicht ganz natürlich?
— Das Hohlkreuz ist die schlimmste Falle.
Ein scheinbarer Ausweg durch Verkrampfung.
Trügerisches Mittel.
Es versucht deine Schwäche auszugleichen, vielmehr, sie zu vertuschen.
Im Hohlkreuz ist der ganze Rücken eingeklemmt.

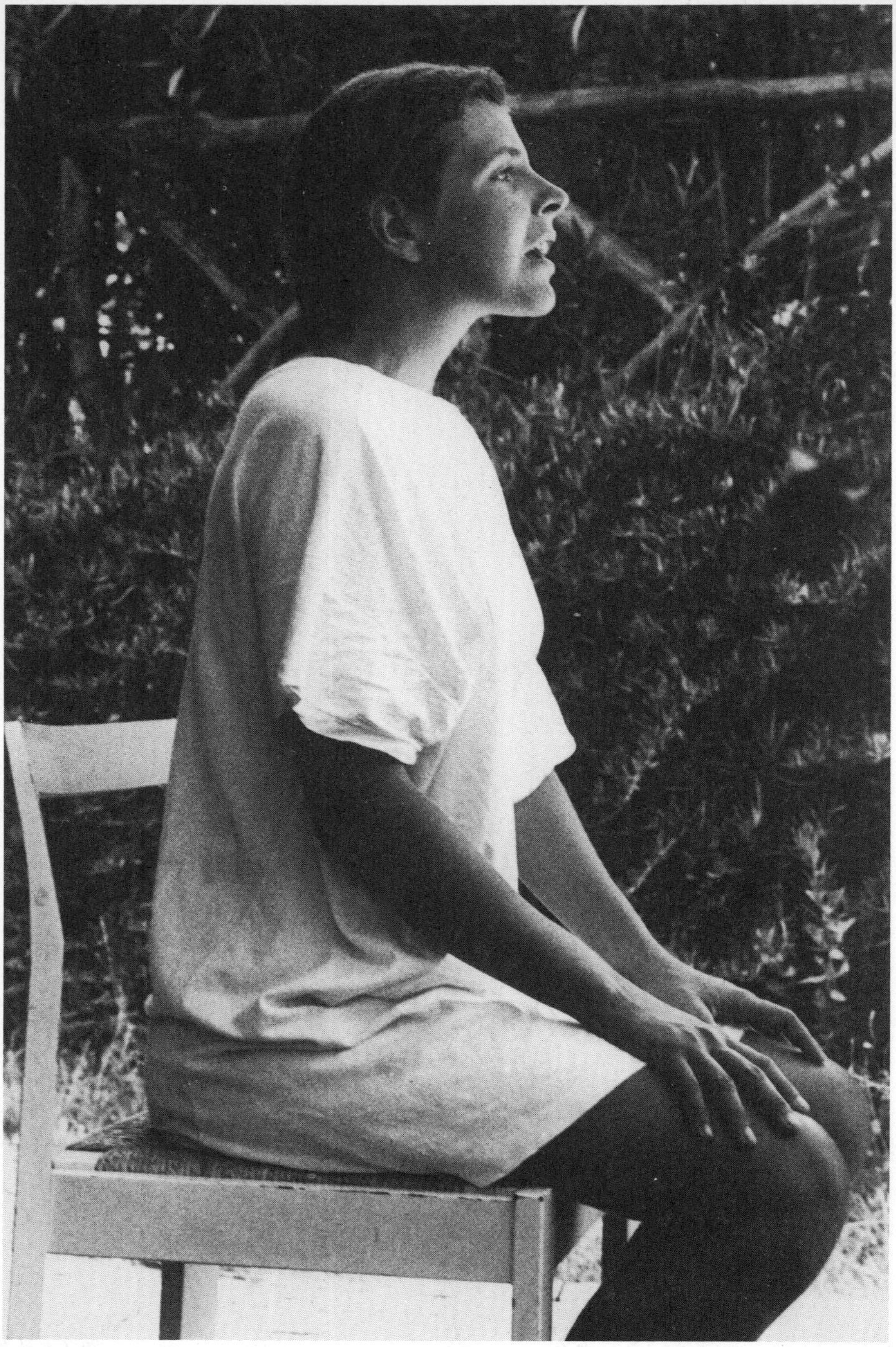

— In dieser Zwangsjacke, in der dir weiß Gott unbehaglich ist, fängst du noch an, Luft zu holen.
— Wenn ich singen will, muß ich doch wohl...
— Wenn ich zu dir spreche und du antwortest mir, beginnst du damit, dich mit Luft zu füllen?
— Ach so, nein, tatsächlich.
— Du öffnest einfach deinen Mund und sprichst.
Warum machst du nicht genau dasselbe, um zu singen?
Weil du spürst, daß irgend etwas dabei nicht stimmt.
Leider fügst du jetzt noch Schlimmeres hinzu.
Du streckst den Hals nach oben,
ziehst die Schultern hoch,
und der Brustkorb tritt heraus.
Damit blockierst du dich oben in der gleichen Weise,
wie es dir unten mit dem hohlen Kreuz gelungen ist.

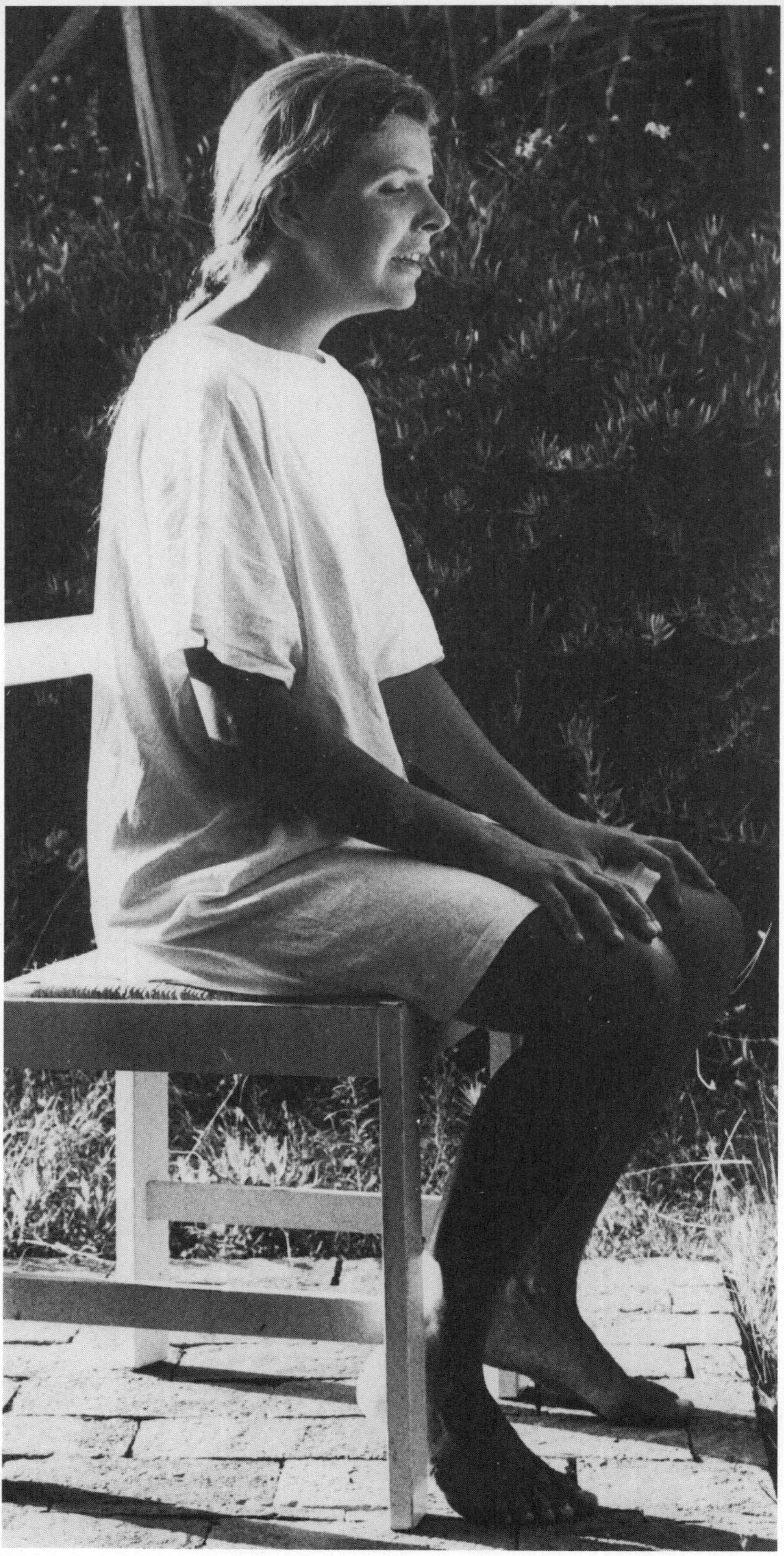

— Das Maß ist voll!
Eingeklemmt von oben, unten, überall,
verkrampft bis in die Fingerspitzen,
bang, zitternd, verfangen,
behindert von unnötiger Luft,
von hundert Verspannungen, die dich lähmen,
wirst du nicht eher Ruhe finden,
als du dich selbst von alledem befreist.

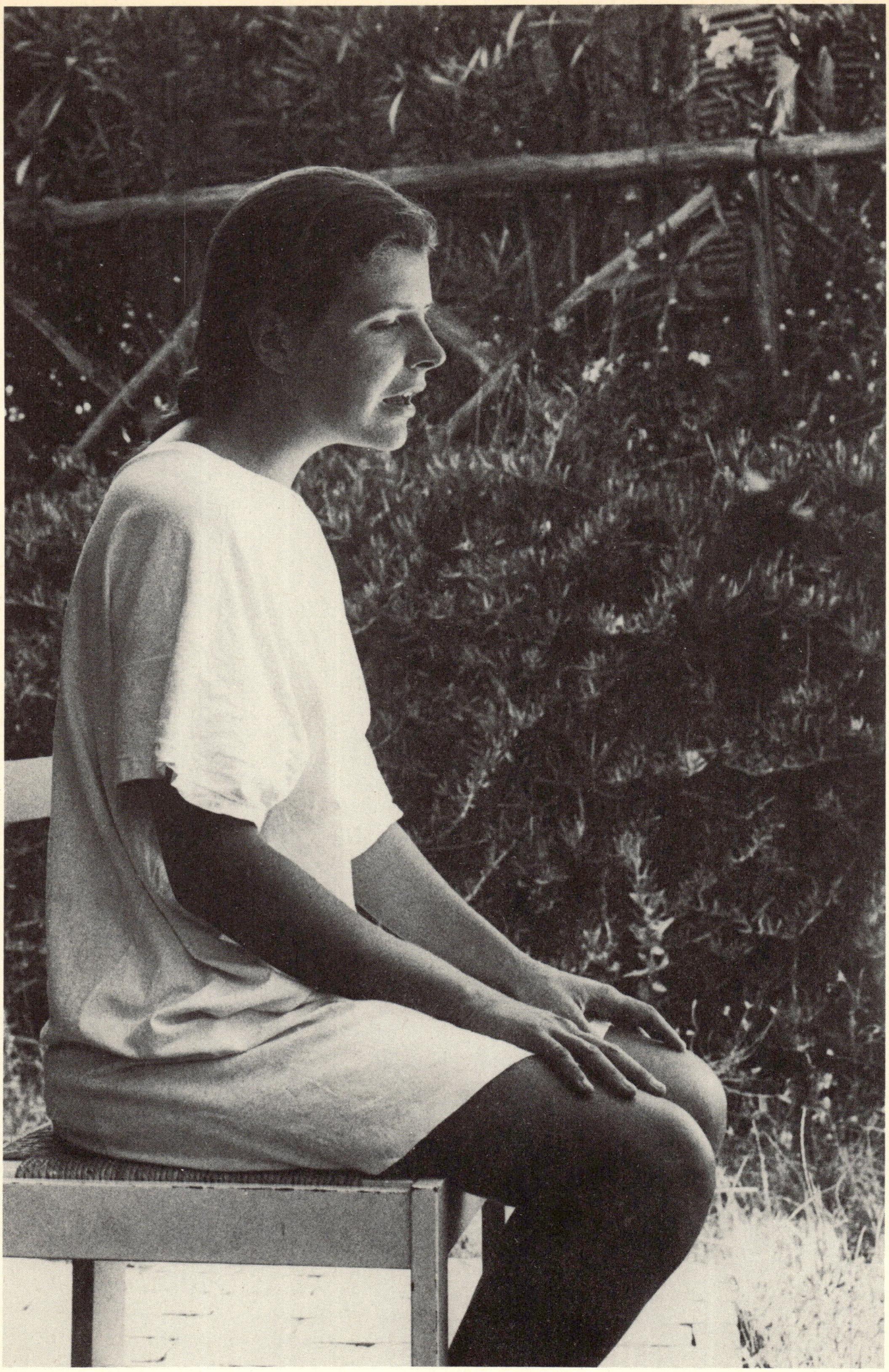

— In diesem Zustand aber singst du.
Singen?
Nein!
Du schrumpfst langsam,
indem du ganz in dich zusammensackst, zusammenfällst.
Du läßt die Luft entweichen, die dich eben noch zustopfte.
Man hört sie davonseufzen mit dem erleichterten, erschöpften »Ah«.
Mit der sich lösenden Verspannung geht nun allerdings auch Lebendigkeit davon.
Schlaff bist du angekommen.
Was manche, die keine Augen haben,
nicht hindern wird zu staunen:
»Ist sie nicht rührend,
beinahe wie eine Madonna!«
Dabei ertrinkst du ziemlich jämmerlich,
gehst unter wie ein kenterndes Schiff.

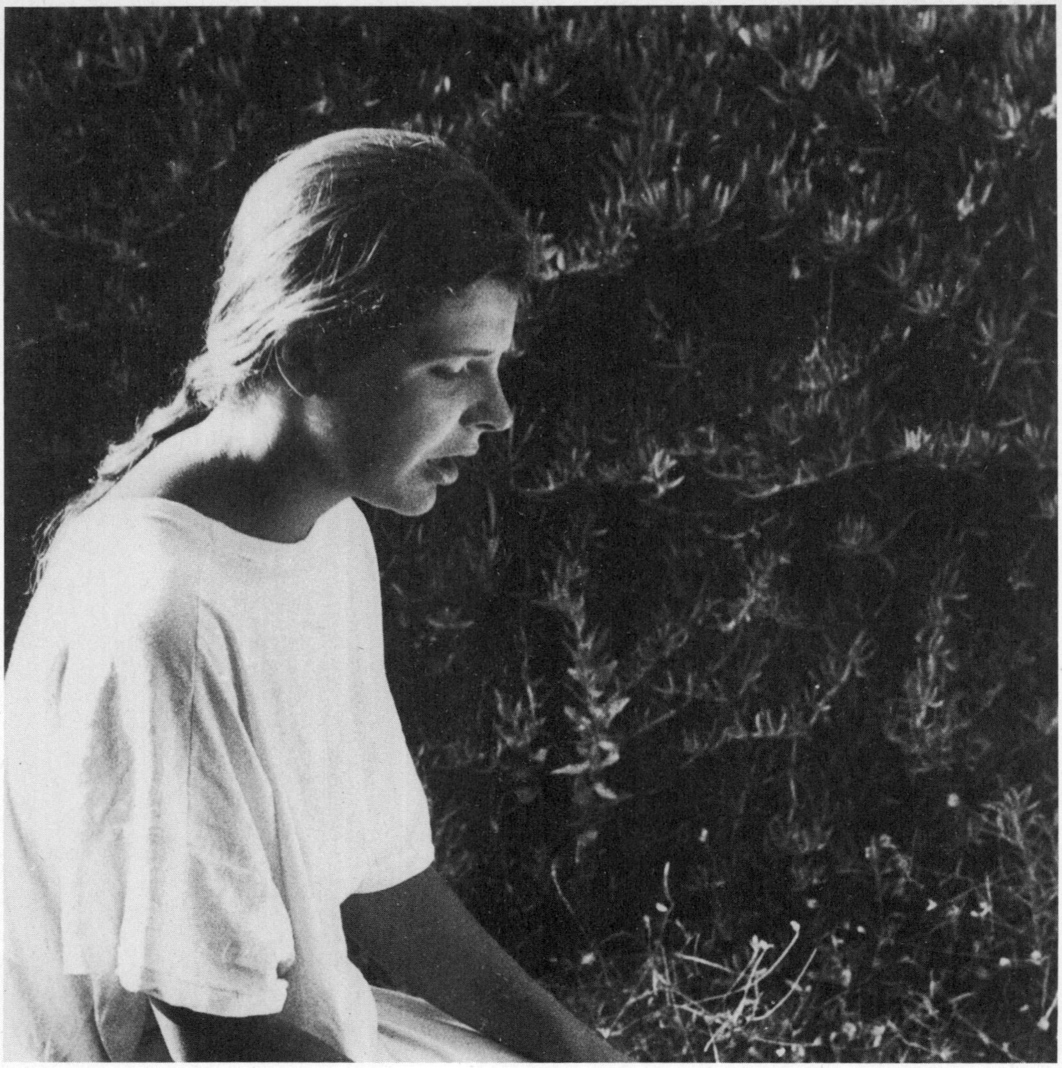

— Rührend?
Erschreckend.
Ein verletzter, sterbender Vogel.
Wie erklärt sich dieses Unglück?
Du hast alle Sünden auf einmal begangen.
Zunächst hast du dein Kreuz überstreckt.
Stocksteif bist du geworden, hast alles blockiert.
Dann hast du eingeatmet,
nein, was du tust, kann man nicht atmen nennen,
du hast Luft geholt,
mit der Brust hast du sie geholt und in dich hineingeschluckt.
So hast du dein Verhängnis bestens eingefädelt!
— Hab ich nicht getan, was jeder tut, wenn man zu ihm sagt,
ach ja, jetzt verstehe ich,
wenn man zu ihm sagt: »Atme mal tief ein!«
— Genau das ist es.
Und dann, anstatt zu atmen, bläht man sich wie ein Truthahn auf.
— Ist Atmen denn etwas anderes als viel Luft holen?
— Ja, bestimmt.
Genauso wie Entspannung etwas anderes ist als Auflösung.
In Wirklichkeit ist sie das Gegenteil.

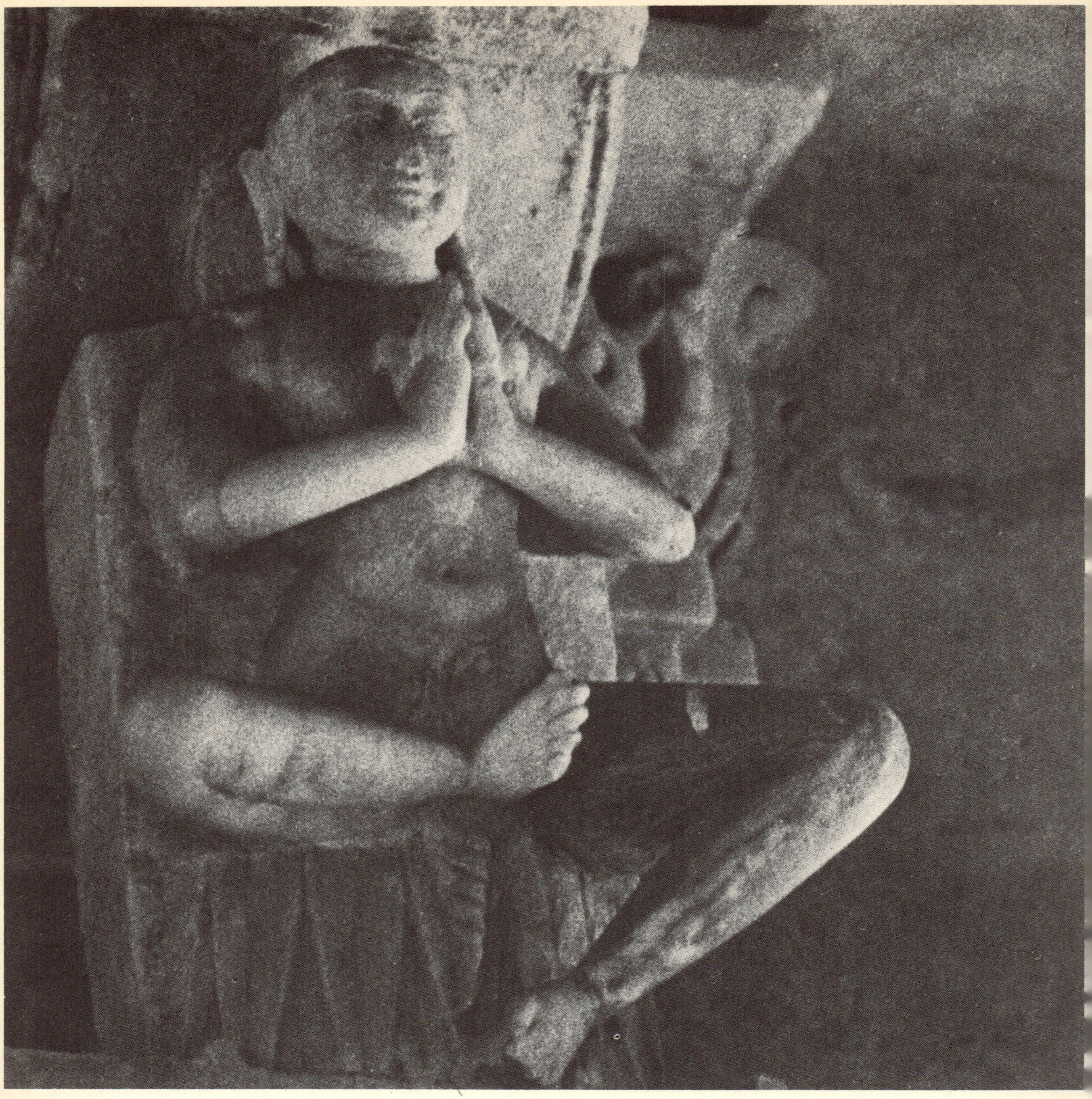

5

Die Kunst zu sitzen

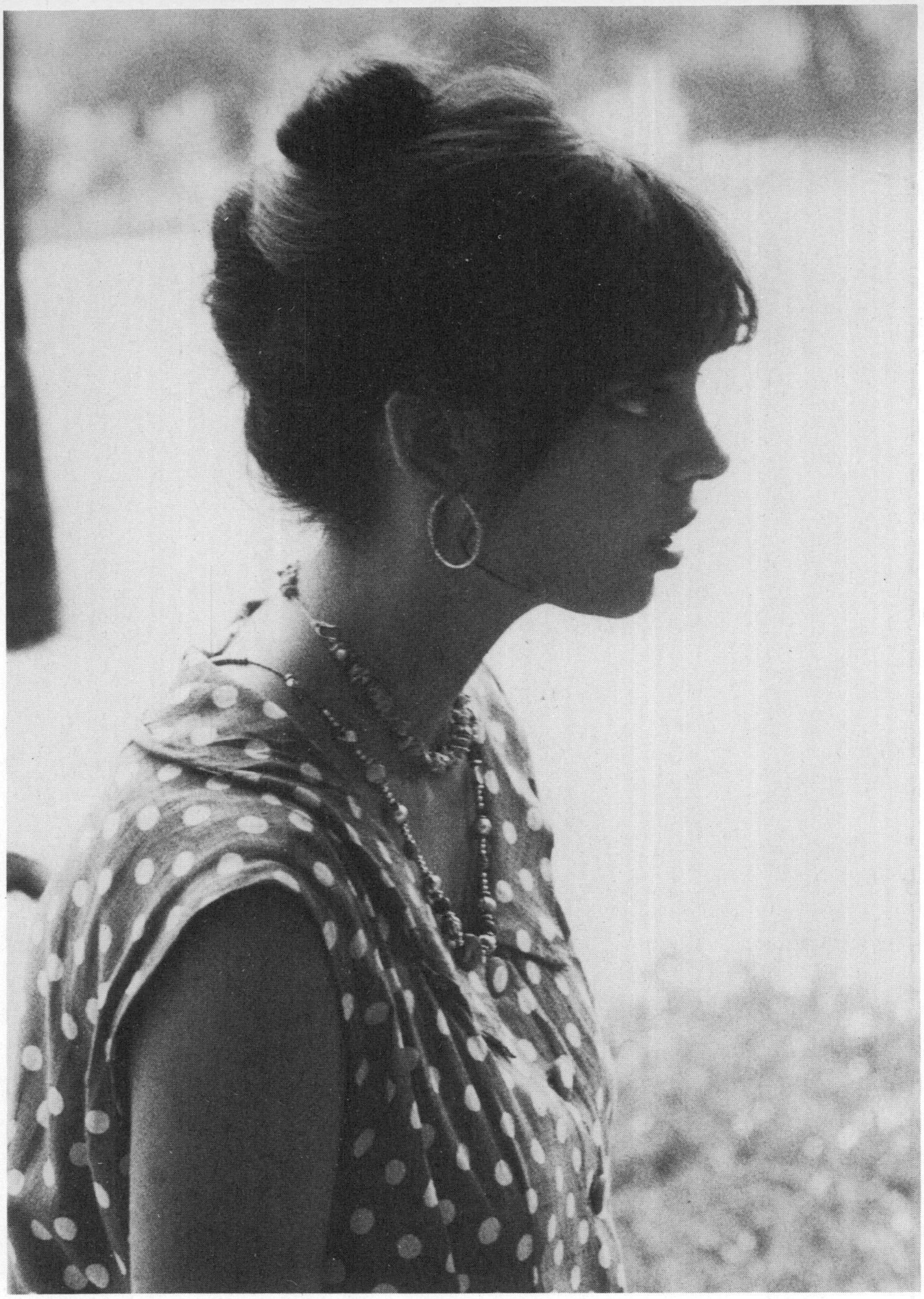

»Bevor man rennen kann,
muß man laufen lernen,
bevor man sich auf den Boden setzt,
auf einem Stuhl sitzen können.«

— Jetzt fühle ich mich erst recht am Ende.
Glaubst du denn, daß es mich weiterbringt, all meine Fehler
und Dummheiten anzuschauen,
all das, was man vermeiden soll?
— Es wirkt sehr negativ ich geb es zu.
Der Anfang der Weisheit aber liegt darin verborgen.
»Neti! Neti!«
»Nicht so! Und so auch nicht!«
»Aber jetzt, da wir das Ungute und Verkehrte gesehen haben,
laß uns auf das Rechte blicken und finden, was zu tun ist.

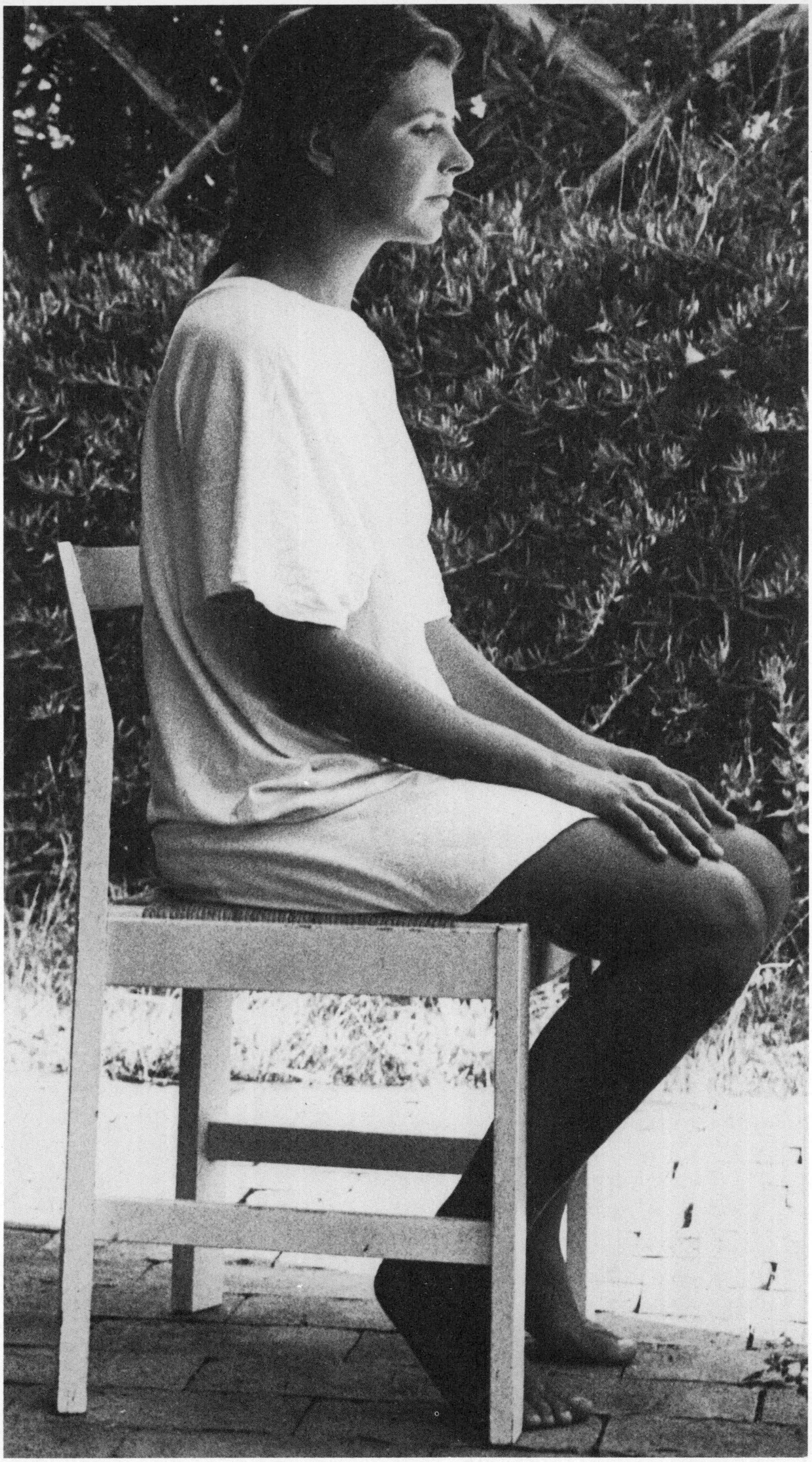

— Anstatt dies und das zu korrigieren,
anstatt mit dem Kopf zu kontrollieren,
such mit deinem Empfinden.
Was suchst du?
Eine Achse.
Und mehr noch, ein Zentrum, einen Schwerpunkt.
Es ist ganz einfach zu erkennen,
ob du es gefunden hast.
Indem du spürst,
wie deine Schultern sich senken
und wie dein Bauch zu atmen beginnt.
Atmet er denn,
dieser Bauch?

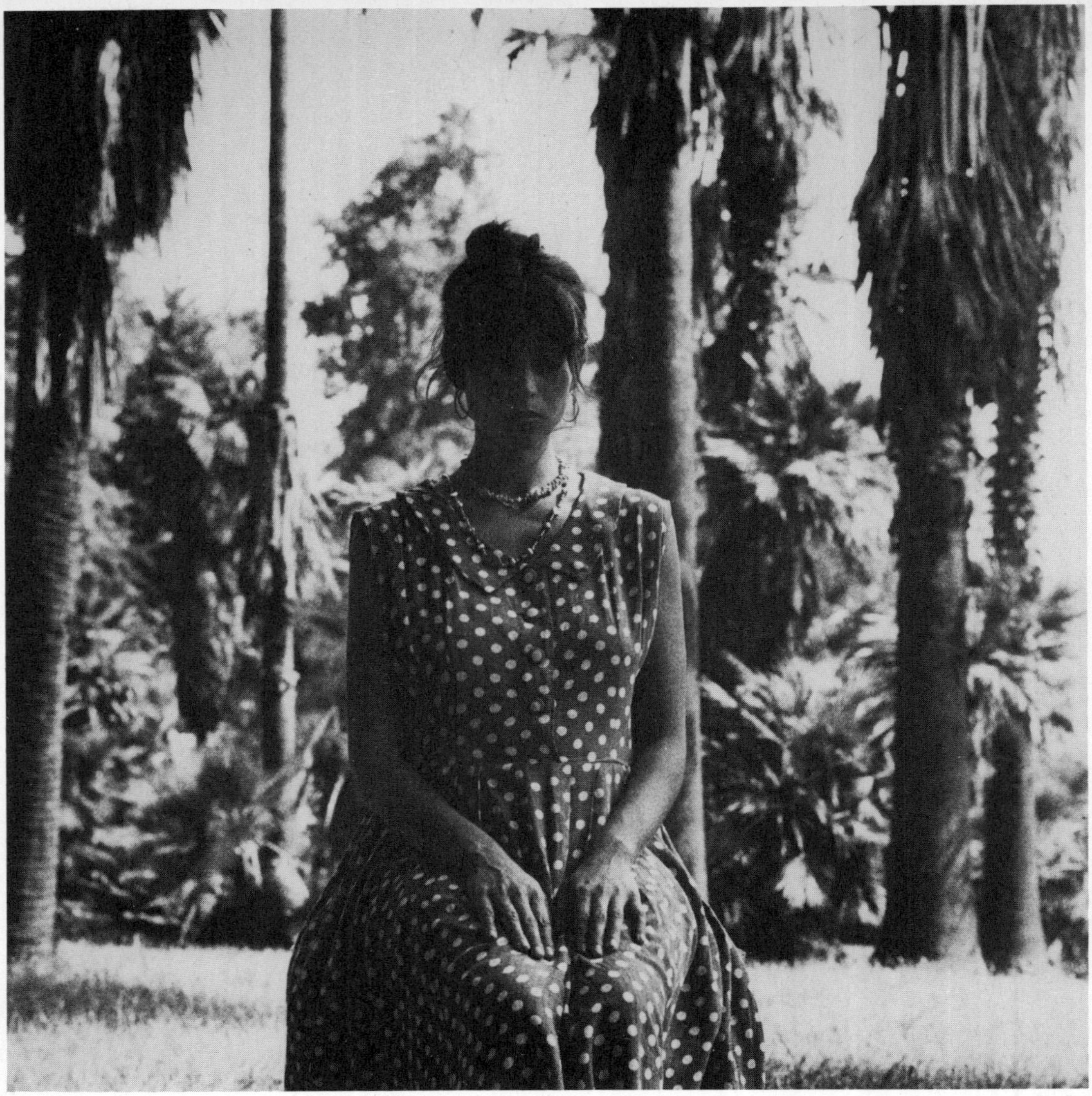

— Mein Bauch?
Ich weiß es nicht.
— Oh Giacomella, du machst es mir wirklich schwer.
— Wie soll der Bauch denn atmen können,
wo doch die Lunge...
— Giacomella, gescheites Mädchen, nun stell dich doch nicht so an!
Du spürst ihn also nicht, den Bauch?
Und dein Kind,
spürst du denn dein Kind?
— Oh ja, es bewegt sich. Es strampelt sogar so heftig, daß ich oft nicht schlafen kann.
— Es strampelt? Wie schön, aber danach hab ich dich nicht gefragt.
Ich meine, ob du seine Gegenwart fühlen kannst.
Seine Freude und Fröhlichkeit, diese Fröhlichkeit in dir?
— Eine Fröhlichkeit?
— Ach ich fürchte, du fühlst es nicht.
Wenn du es fühlen könntest,
Wenn du von deinem Kind diese Kraft bekämst,
diese Sicherheit, diesen Frieden,
dann würdest du nicht in dich zusammenfallen,
traurig, zerschlagen, bedrückt.
Komm, so fangen wir mit dem Anfang an.

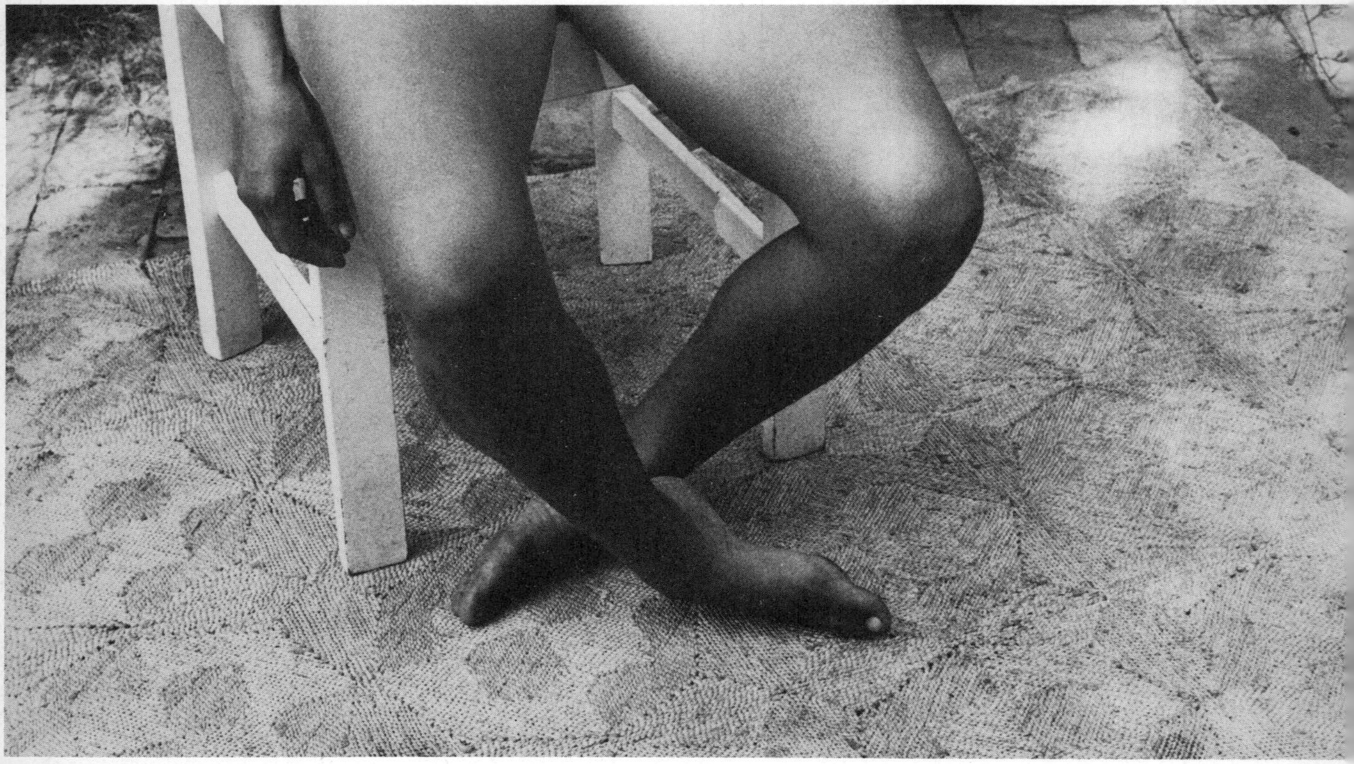

— Der Anfang, das sind die Füße.
Nur ein Detail?
Du weißt, wie wichtig sie sind und wie sie von uns Blinden und Nachlässigen leicht übersehen werden.
Keine zusammengepreßten Knie, die Angst ausdrücken, Schüchternheit!
Und, deine Füße, niemals so!
Solche Füße verraten Schlaffheit und Zerstreuung!

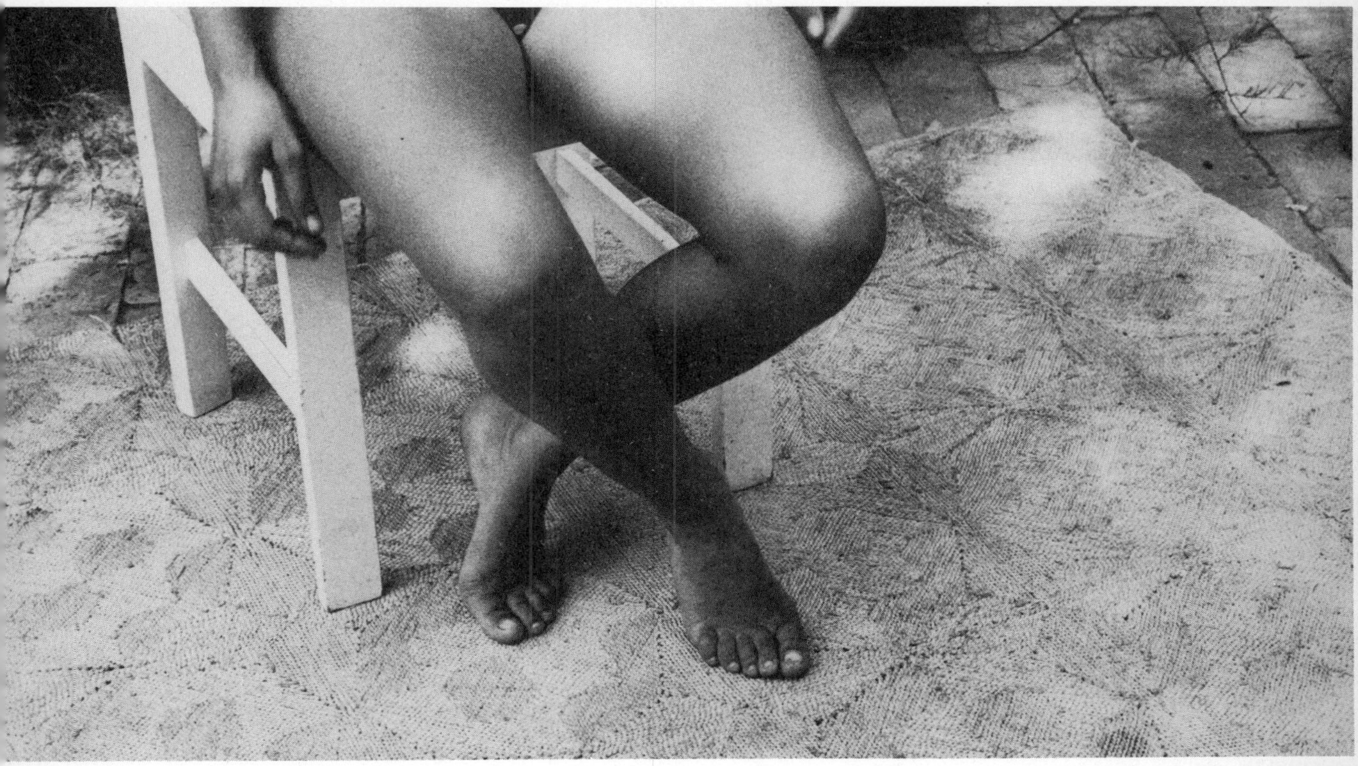

— Wie denn?
— So, siehst du? Das sind wache, spürende Füße.
Bereit zum Sprung und gleichzeitig auf dem Boden ruhend.
Sie fühlen sich ein in den Boden,
schöpfen Kraft aus ihm,
sie suchen, sie finden ihre Verankerung.

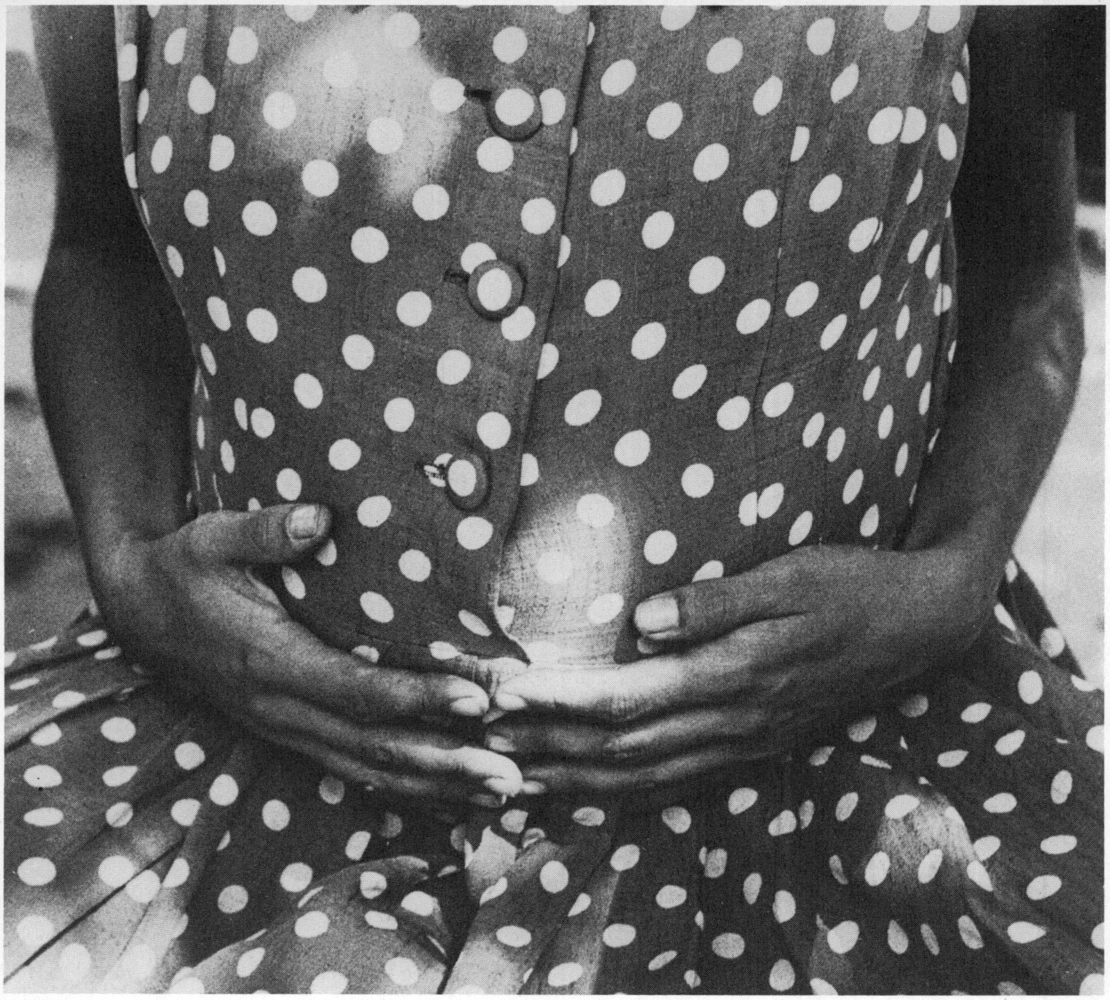

— Und jetzt entdecke, spüre deinen Bauch.
Da du ihn von innen noch nicht wahrnehmen kannst,
leg deine Hände auf den Bauch
und beginne damit, von außen durch die Haut hindurchzufühlen.
Spür mit deinen Händen,
spür, daß er nicht atmet, dieser Bauch.
Spür, wie blockiert er ist, gelähmt,
übersehen, abgelehnt, nicht da.
Spür die Angst in deinem Bauch,
wie es ihm unmöglich ist,
sich loszulassen,
dazusein.

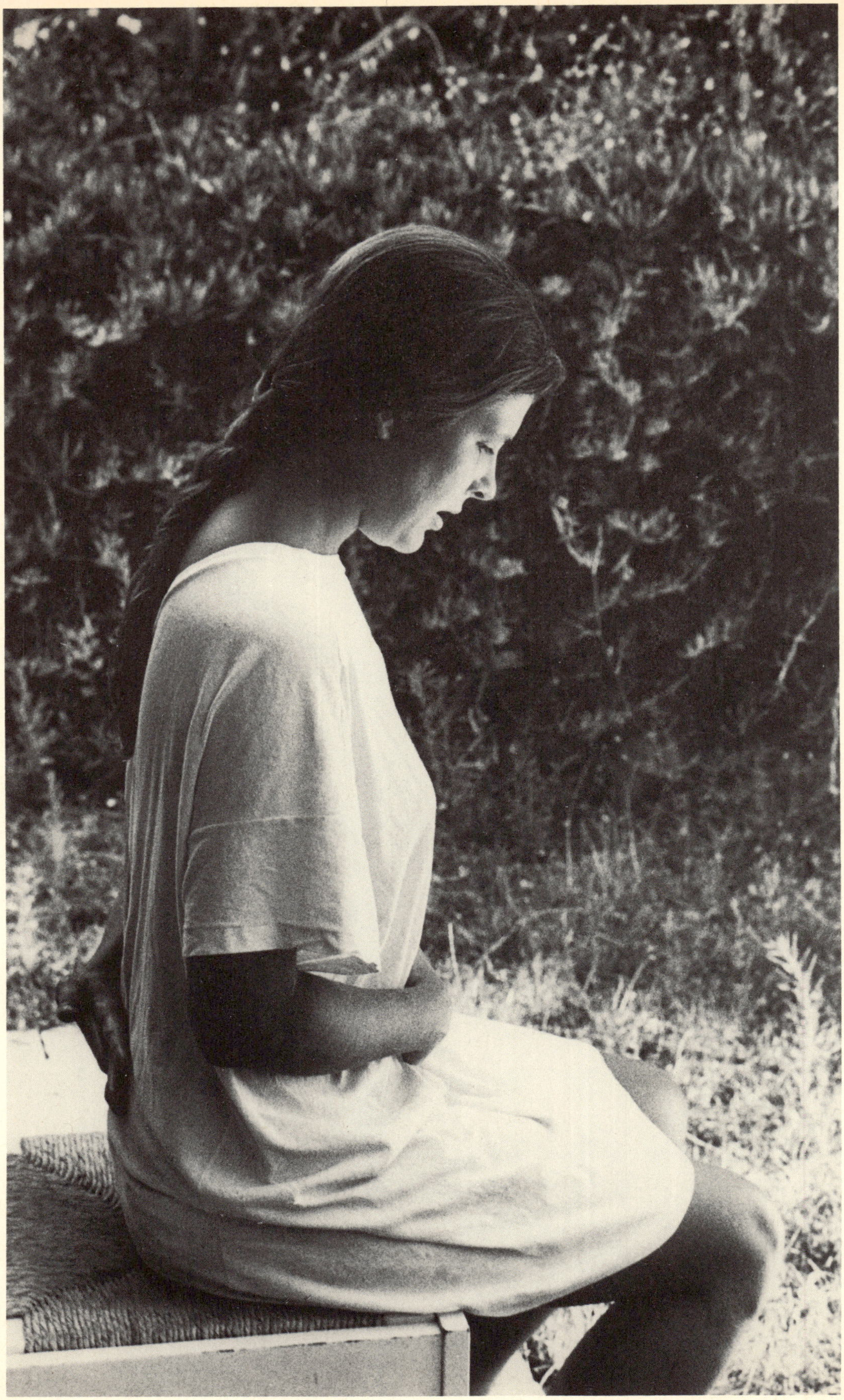

— Und jetzt die Atmung,
die einfache Atmung,
die so schwierig ist,
weil sie nicht verstanden
und deshalb falsch unterrichtet wird.
Folgst du mir aufmerksam?
Schau, ich lege meine rechte Hand
auf meinen Unterbauch,
und den Hand*rücken* der linken
leg ich tief unten auf mein Kreuz.
Meine Augen und meine Aufmerksamkeit
sind ganz bei meiner rechten Hand.
Mein Kopf neigt sich behutsam,
und dabei läßt die Spannung im Nacken nach.
Vom gelösten Nacken aus befreit sich nach und nach alles in mir.
Es ist wie ein Wunder!
Ich spüre meinen Bauch,
endlich, meinen freien Bauch,
er füllt sich ganz von selbst,
als wollte er meine Hand wegstoßen,
als wollte er überquellen wie ein Brunnen.

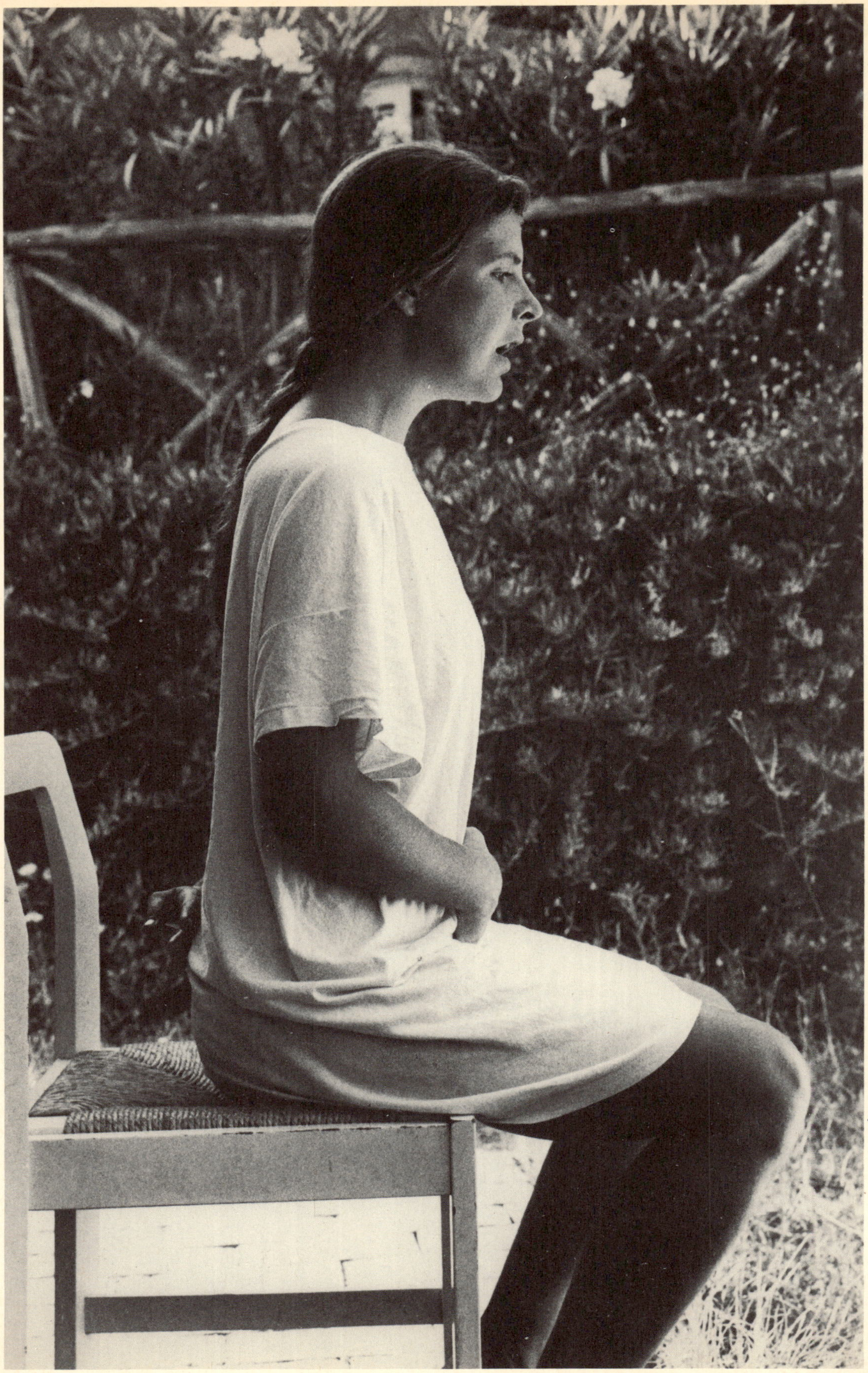

— Ich mußte nicht Luft holen.
Sie ist in mich hineingekommen
von dem Moment an, da ich zu spüren begonnen habe anstatt zu denken,
von dem Moment an, da meine Aufmerksamkeit
vom Kopf weg zu den Händen gezogen ist!
Jetzt, wo ich mich gefüllt, nein erfüllt fühle,
jetzt beginne ich, so wie ich gerade bin
und ohne irgendeine Anstrengung,
zu singen.
Die Brust sinkt nicht in sich zusammen,
ich schrumpfe nicht wie ein Akkordeon,
nein, ich singe mit meinem Bauch,
und nichts verschiebt sich aus dem geordneten Gefüge meines Rückens.
Siehst du, wie mein Bauch
sich belebt und bewegt,
wie meine rechte Hand mitgenommen wird,
als sollte sie der anderen begegnen?

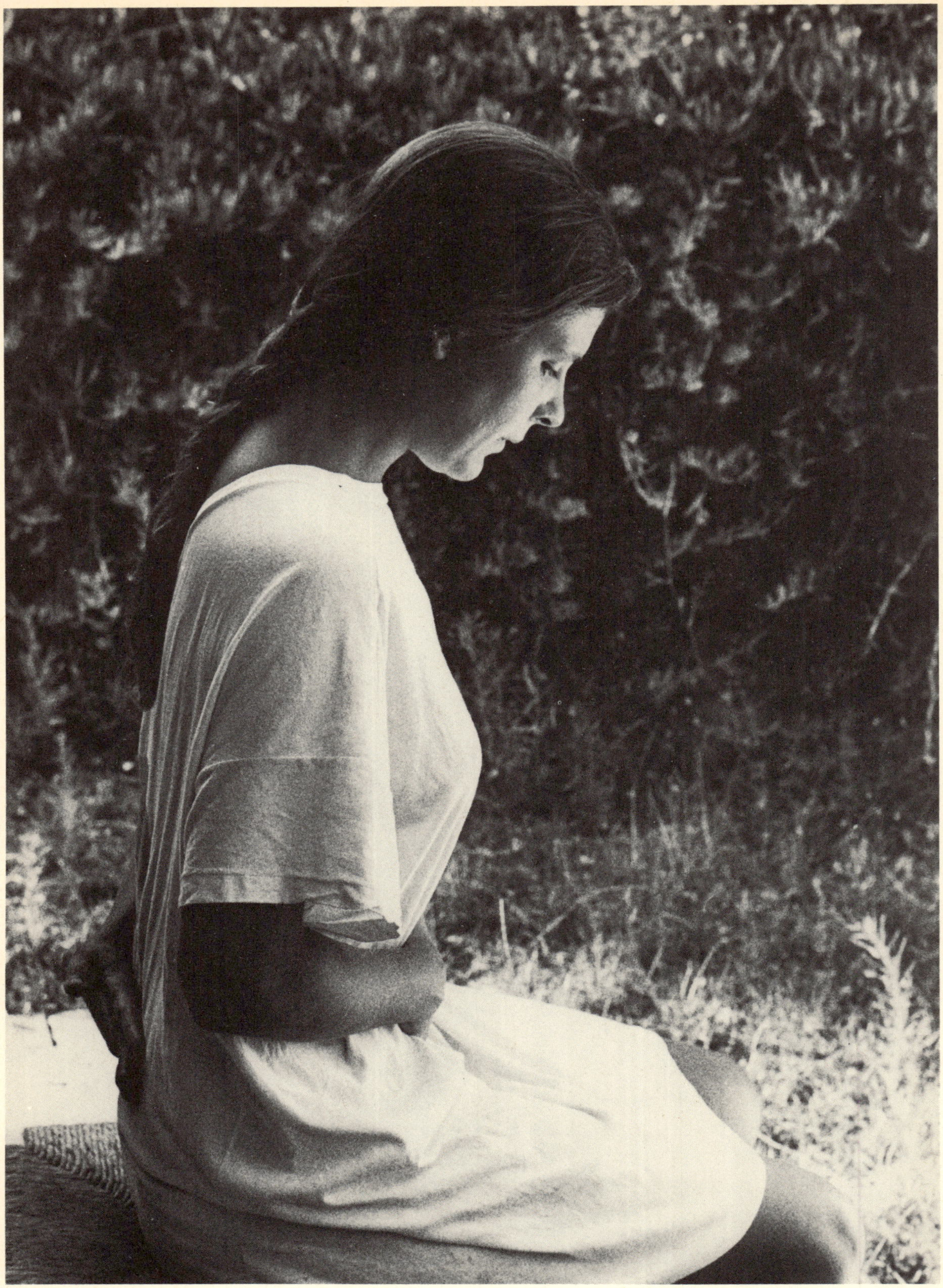

— So. Nun bin ich bis ans Ende meines Ausatems gegangen.
Auch meine Hand kann nicht noch weiter gehen.
Beinah berührt sie schon die linke.
Jetzt bin ich leer.
Und Leere,
Leere bedeutet Angst.
Ich fühle die Versuchung,
sogleich Luft zu holen
mit der Brust,
denn hier, in der Brust,
hält sich die Angst auf,
hält Panik sich verborgen,
die ganz unverzüglich beruhigt werden will.
Ich tue nichts.
Ich halte die Versuchung aus, geb dem Reflex nicht nach.
Und wenn es nur eine oder zwei Sekunden sind,
ich warte.
Diese Leere,
die ich nicht kannte,
der ich beinah ausgewichen wäre,
bevor ich sie angetroffen,
ich wage es, sie zu erleben,
sie zu schmecken.
Wie bin ich überrascht,
erstaunt, verwundert,
daß ich sie genieße.

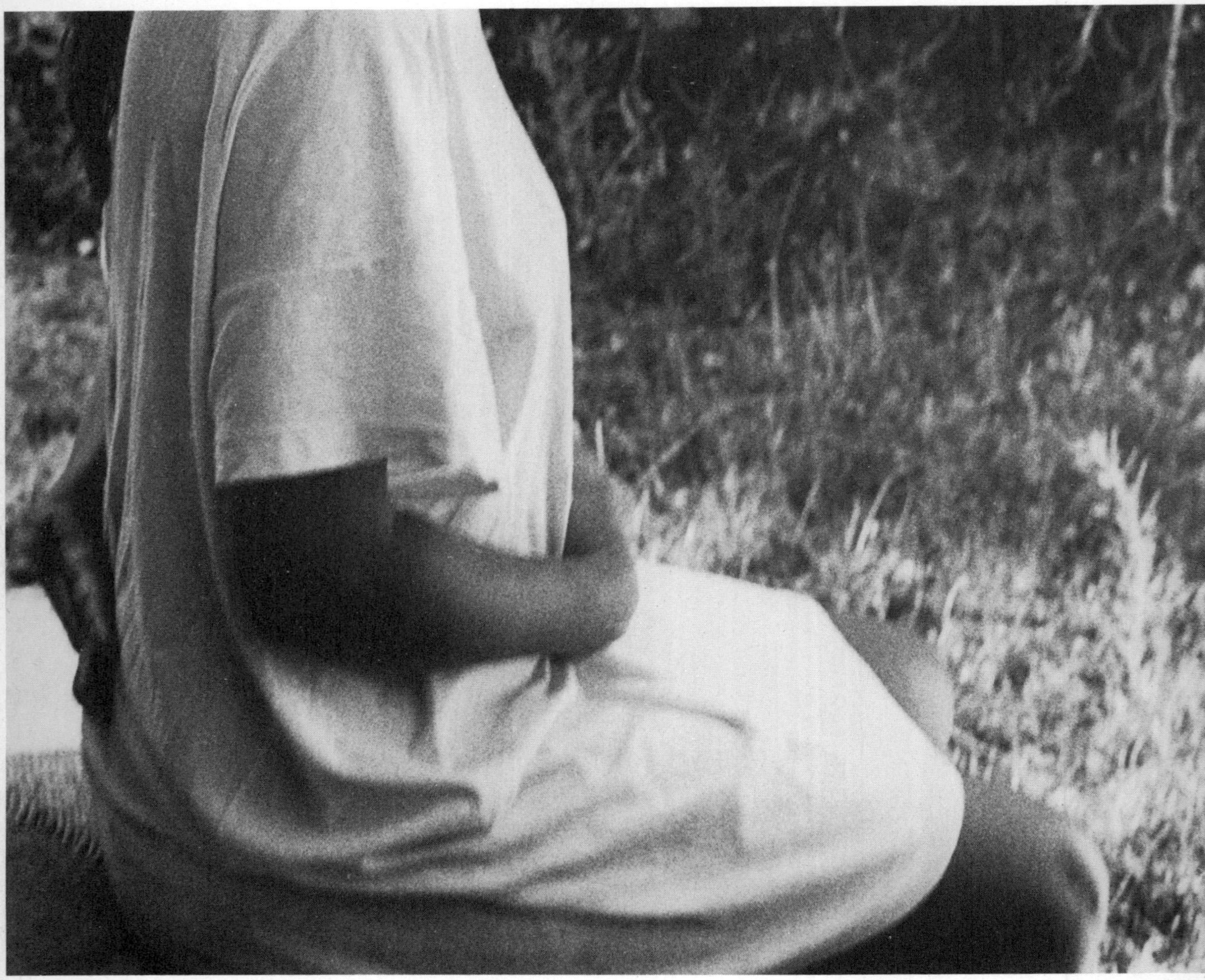

Gleichwie ich der Panik nicht nachgegeben habe,
sondern im Bewußtsein blieb,
so lasse ich mich nunmehr los.
Mit tiefer Lust fühle ich,
daß mein Bauch sich wieder und wieder füllt,
er atmet.

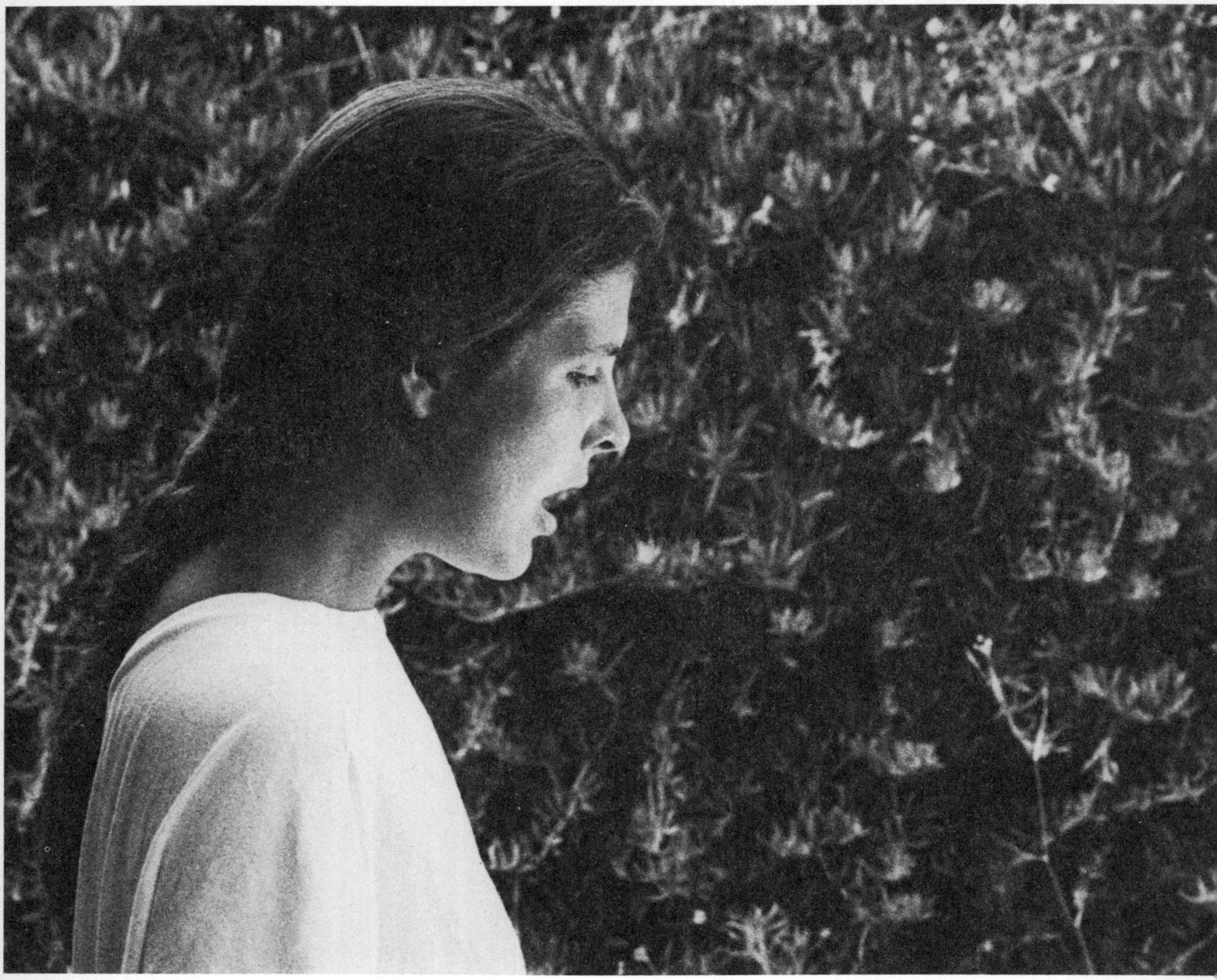

— Da oben in meiner Brust hat sich nichts bewegt.
Nicht ein leises Beben.
Mein Herz ist ruhig geblieben.
Alles hat sich unten vollzogen,
aus Tiefen steigend,
eine ungeahnte Kraft.
Dieser Ton, der sich von mir löst,
wie wohltuend tief und voll ist er.
Ich ahne in ihm eine Freude,
die keine Grenzen zu kennen scheint,
die von Ausatem zu Ausatem
an Fülle und Weite gewinnt.

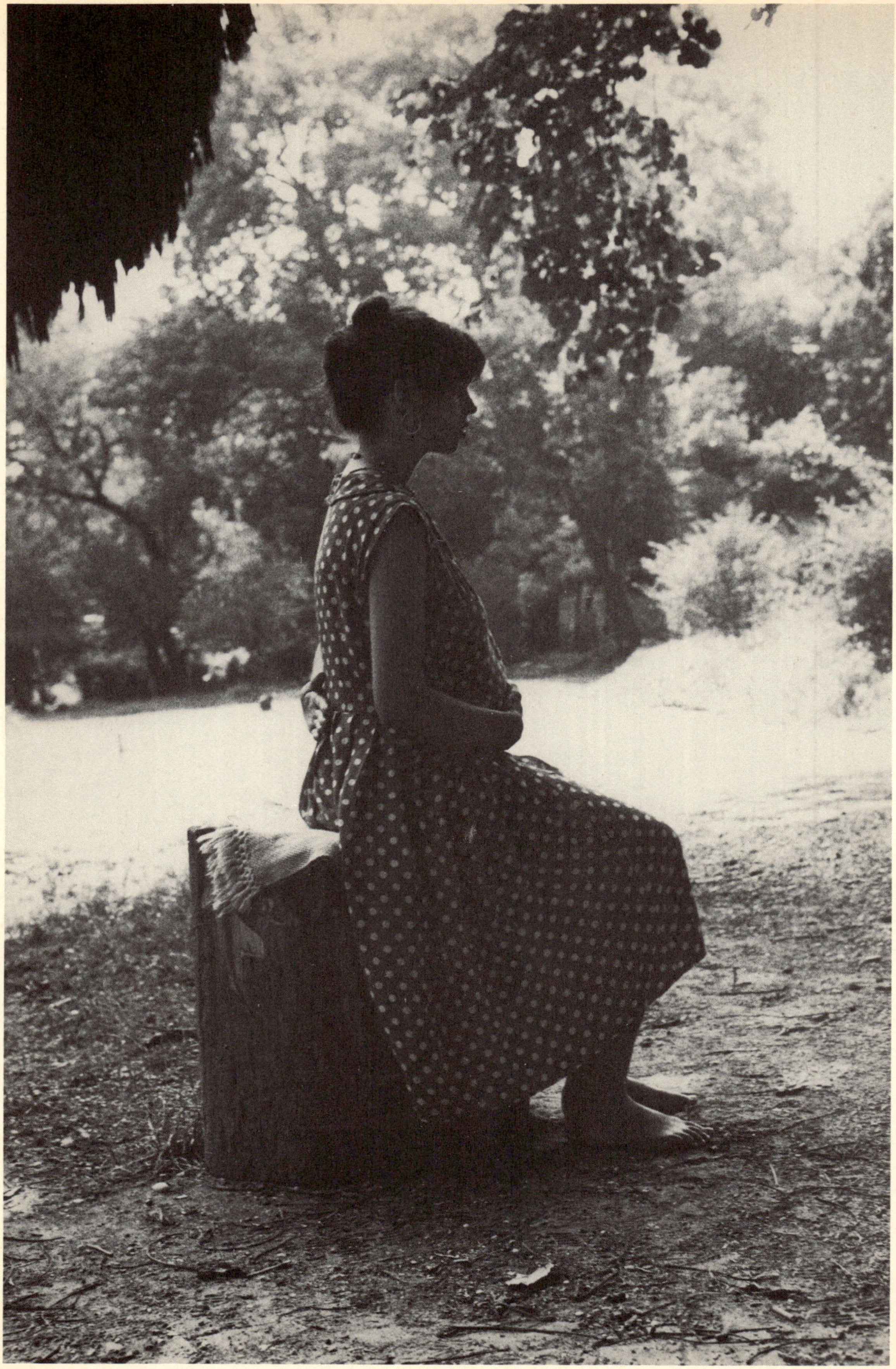

— Und nun ist es an dir.
Willst du versuchen?
— Ja, das will ich.
— So beginne damit, die Hände auf Bauch und Rücken zu legen,
wie du es eben gesehen hast.
Und schau!
Kaum beginnst du zu erspüren
anstatt zu denken,
schon fängt es an, sich in dir zu ordnen.
Kein Hohlkreuz mehr,
du hängst nicht mehr nach hinten,
bist nicht mehr zusammengesackt und niedergeschlagen.
Wie schön ist jetzt dein Rücken!

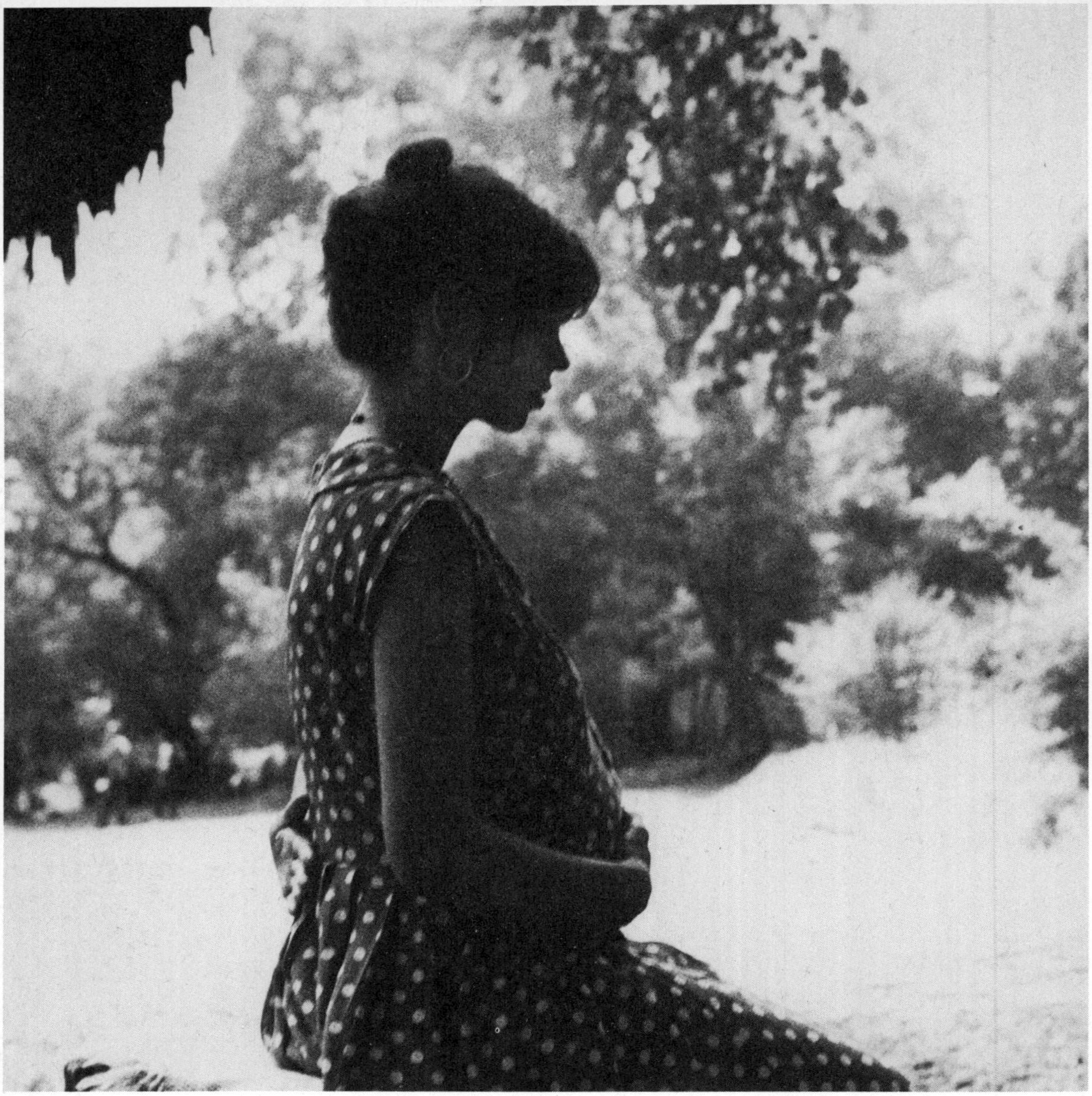

— Und allein dadurch,
daß es in dir zu einer Ordnung kommt,
hat sich dein Kopf geneigt,
so sind selbst die geheimsten Verspannungen gewichen,
und du spürst, wie sich dein Bauch entkrampft,
wie er endlich lebt,
sich füllt und
atmet!

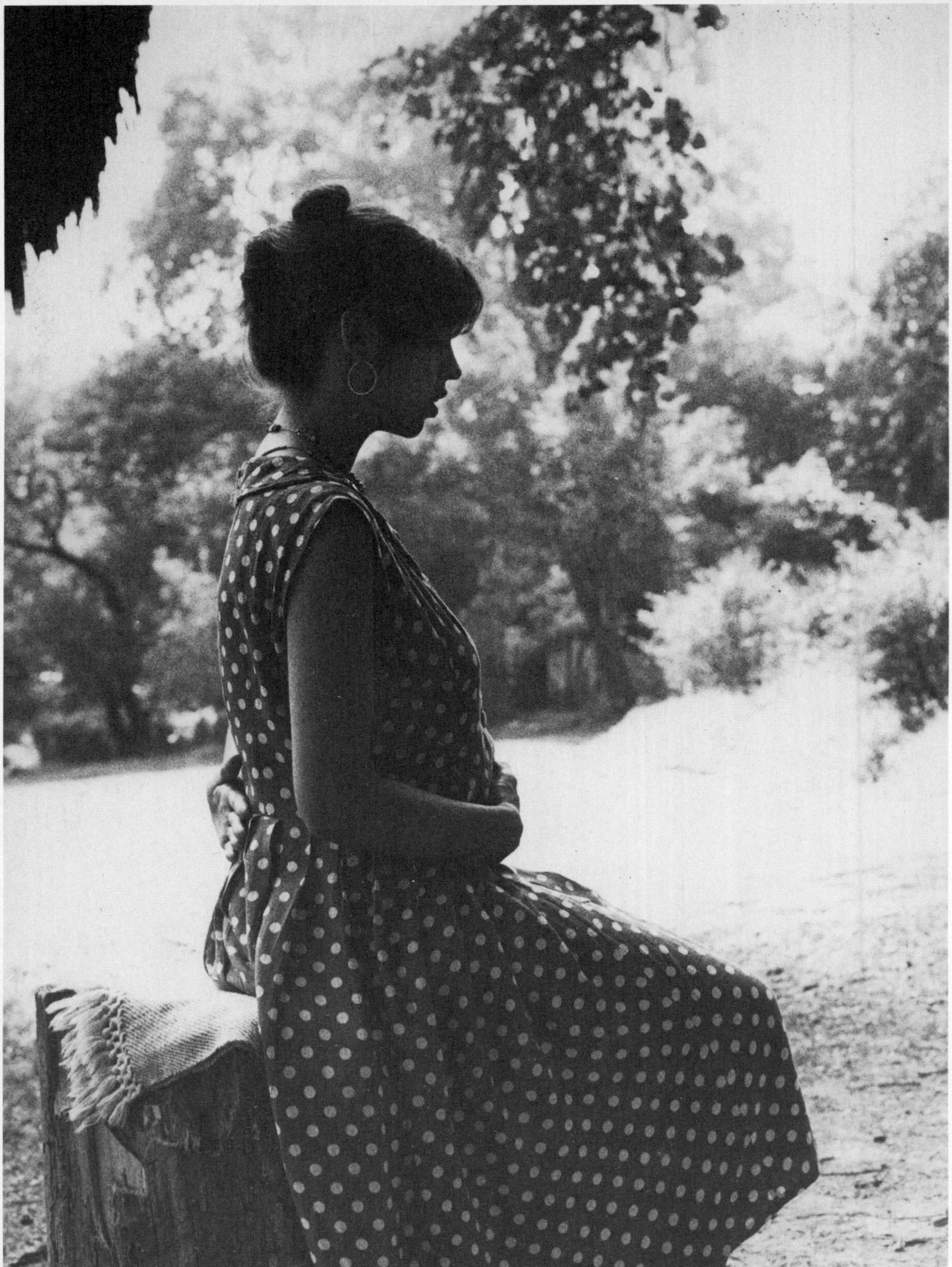

— Ohne Luft zu holen!
Warum solltest du auch,
jetzt, wo dein Bauch gefüllt ist?
Und jetzt sing einfach,
ohne irgend etwas Besonderes zu machen,
sing leise dieses »a« oder »o«.
Deine Augen, deine Aufmerksamkeit bleiben untentwegt bei deinen Händen.
Bis es dir scheint, durch sie hindurchzuatmen.
Spür, wie sie sich nahe kommen,
wie sie der Bewegung folgen,
während dein Bauch leer und leerer wird.
Am Ende deines Atems angelangt,
wenn der Ton an Sicherheit verliert,
wenn deine Hände sich nicht mehr bewegen,
halt ein!
Und wären es nur eine oder zwei Sekunden,
warte!
Dann, wenn du für einen Augenblick
fühlend in dieser Leere warst,
wird die Gelassenheit, die dir jetzt zugekommen ist,
den neuen Atem im Bauch empfangen.
Nun magst du neu beginnen mit dem Ton,
der deinen Atem begleitet,
ihm Körper und Gestalt verleiht.
Und sieh, wie jeder neue Ausatem
länger wird und Kraft gewinnt,
dich immer höher, weiter trägt,
bis du, wie die trunkene Nachtigall in ihrer Morgenfreude,
dich beinahe verlierst.

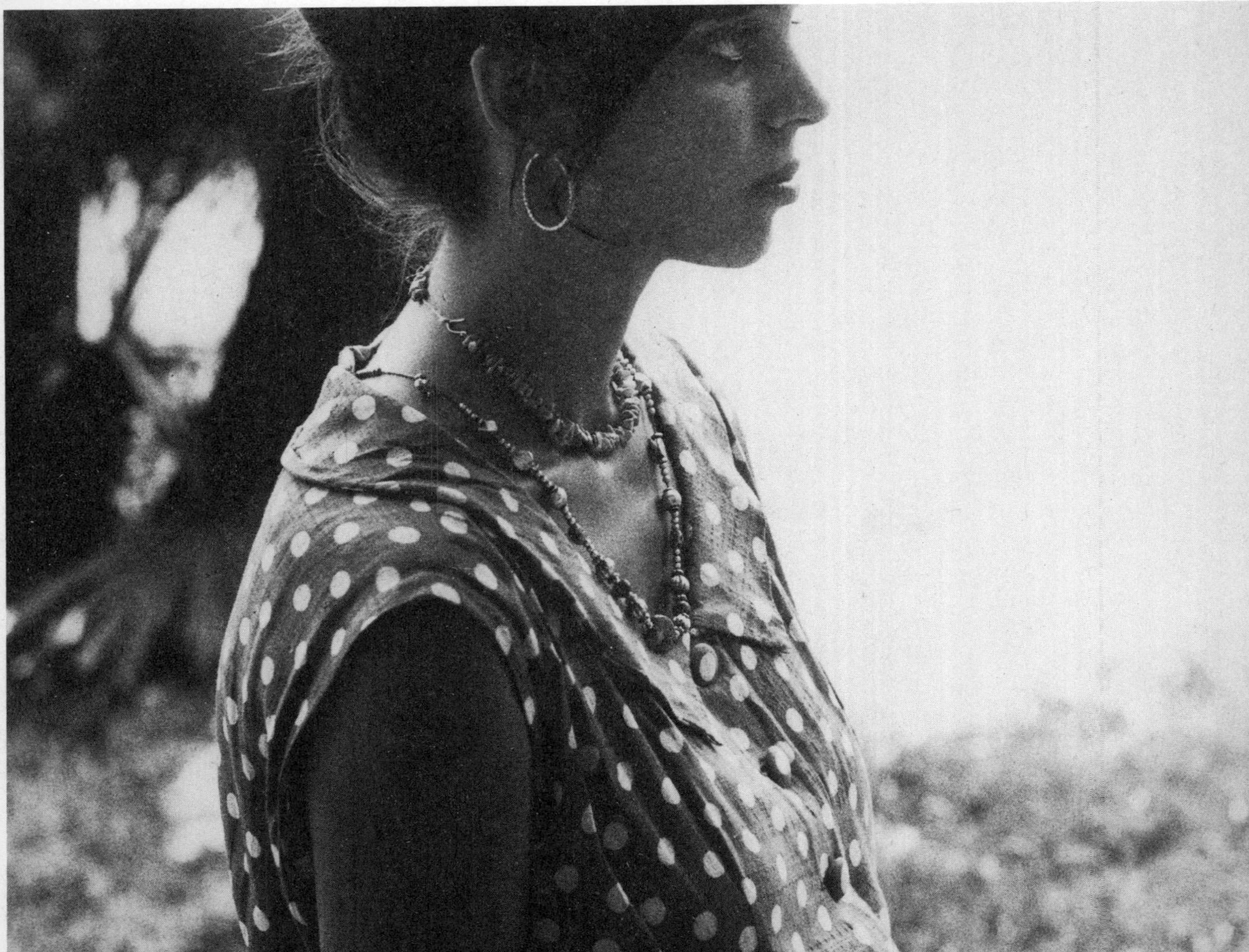

— Ich wag es kaum, zu sprechen.
Es ist ... so unglaublich.
Und so einfach auch.
Ich habe keine Worte, ich bin erschüttert.
Dieser Frieden, diese Stille, die Kraft, die Freude,
es läßt sich nicht beschreiben.
— Versuch es nicht.
— Und mein Kind ist ganz still in diesem Augenblick.
Ich fühle es, oh ja, ich nehme es ganz anders wahr.
— Weil du den Mut aufbrachtest,
leer zu bleiben.
Was dich am Ende des Ausatems gelockt, gefordert hat,
du hast es angenommen, gekostet und gelebt.
Nun ist etwas von dir gewichen,
hat sich geöffnet,
ein Knoten ist gelöst,
der aus Angst bestand.

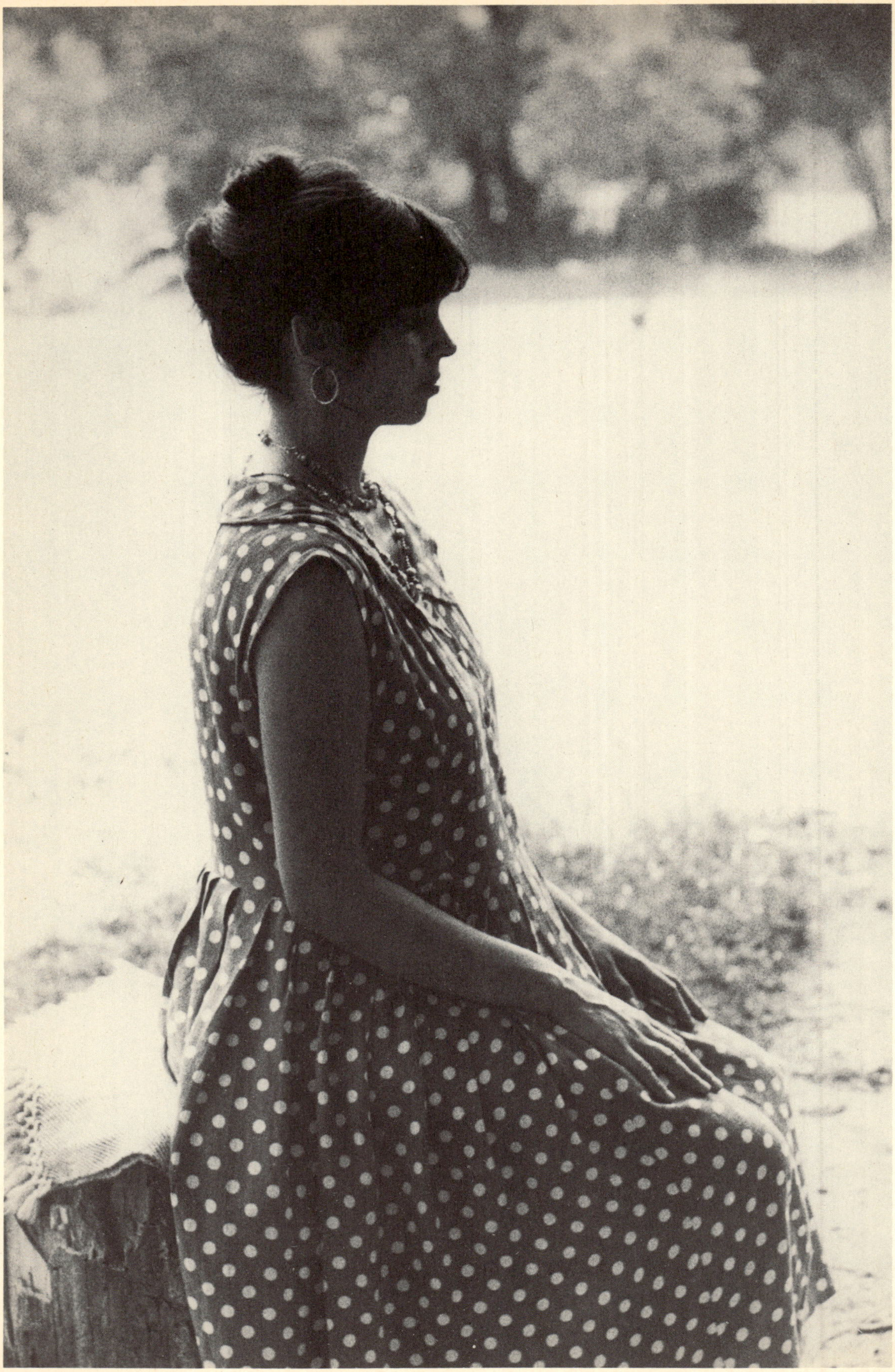

— Ein paar Augenblicke noch
bleib still, sprich nicht.
Leg deine Hände zurück auf deine Knie.
Laß die Augen etwas gesenkt.
Verweil in diesem Schweigen.
Spür den Frieden.
Fühl, wie jetzt alles in Ordnung ist,
an seinem Ort,
frei.
Jetzt sitzt du da wie eine Königin,
aufrecht der Kopf,
doch ohne Überheblichkeit,
würdig und stolz,
gleichzeitig bescheiden,
die Schultern frei, entlastet.
Und deine Hände,
wie entspannt sie sind,
wie friedlich.

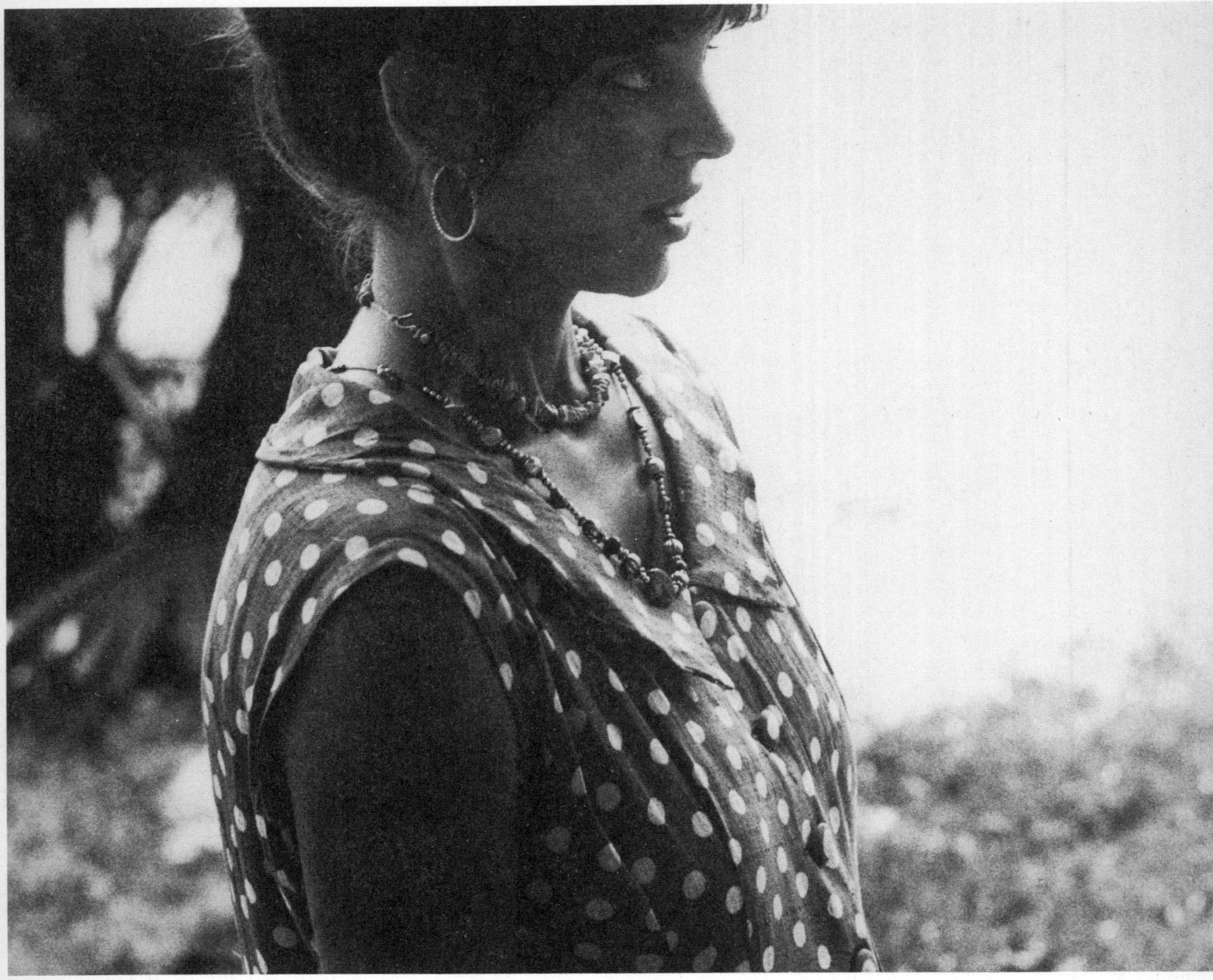

— Fremd war er mir, dieser Bauch,
leblos empfand ich ihn,
schwer, voll und plump,
er paßte nicht zu mir, beschämte mich;
jetzt gibt es ihn,
er ist ich,
kostbares, geliebtes Ich,
ich selbst.
Einen ganzen Teil in mir hab ich nicht gekannt, abgelehnt;
gestorben war er
schon so lange Zeit,
nun ist er wieder zum Leben erwacht.
— Einer Wüste gleich,
die endlich wieder von sanftem Regen erreicht wird,
und das Gras, die Blumen beginnen neu zu wachsen.

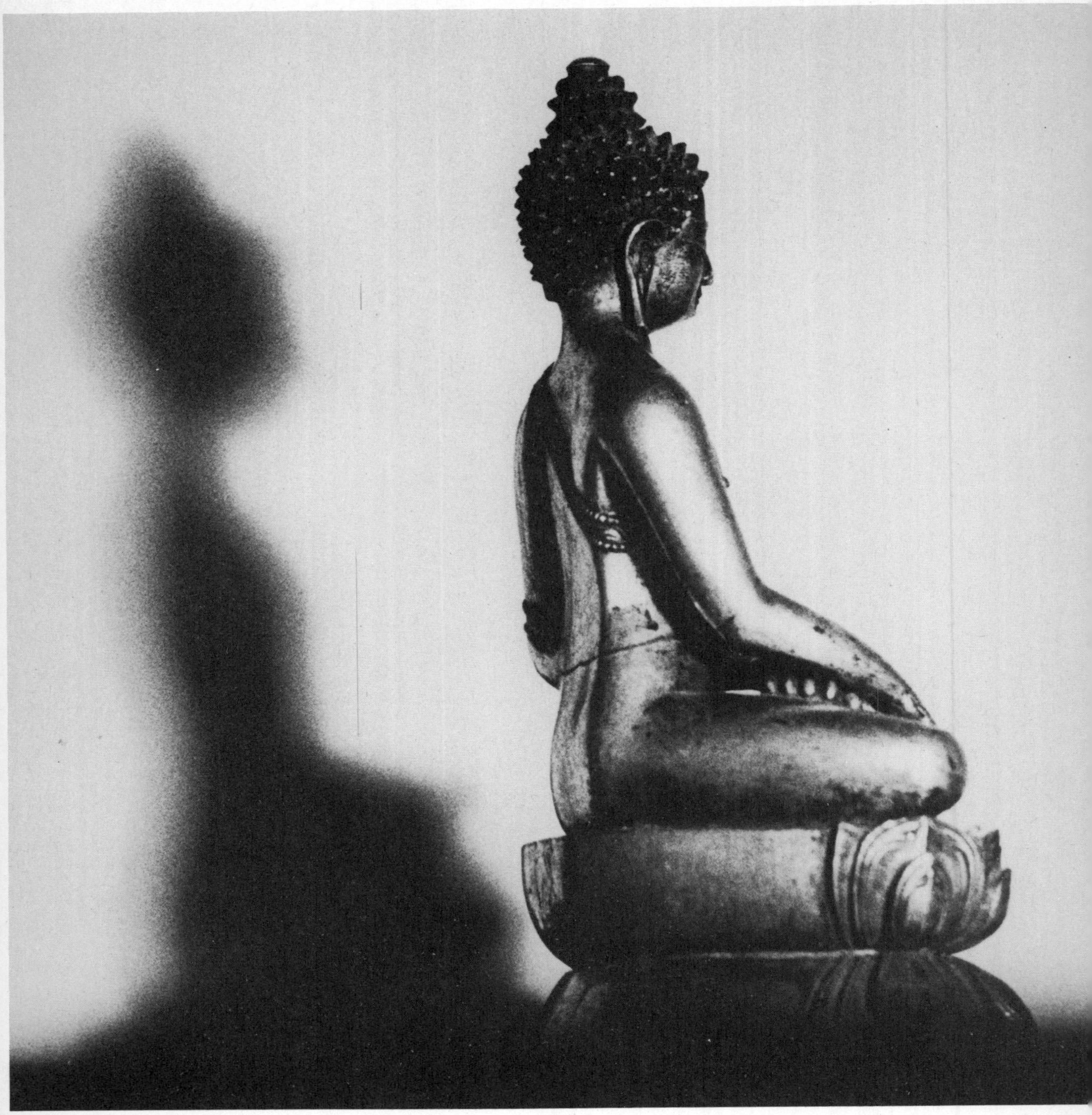

6

Auf Erden
wie im Himmel

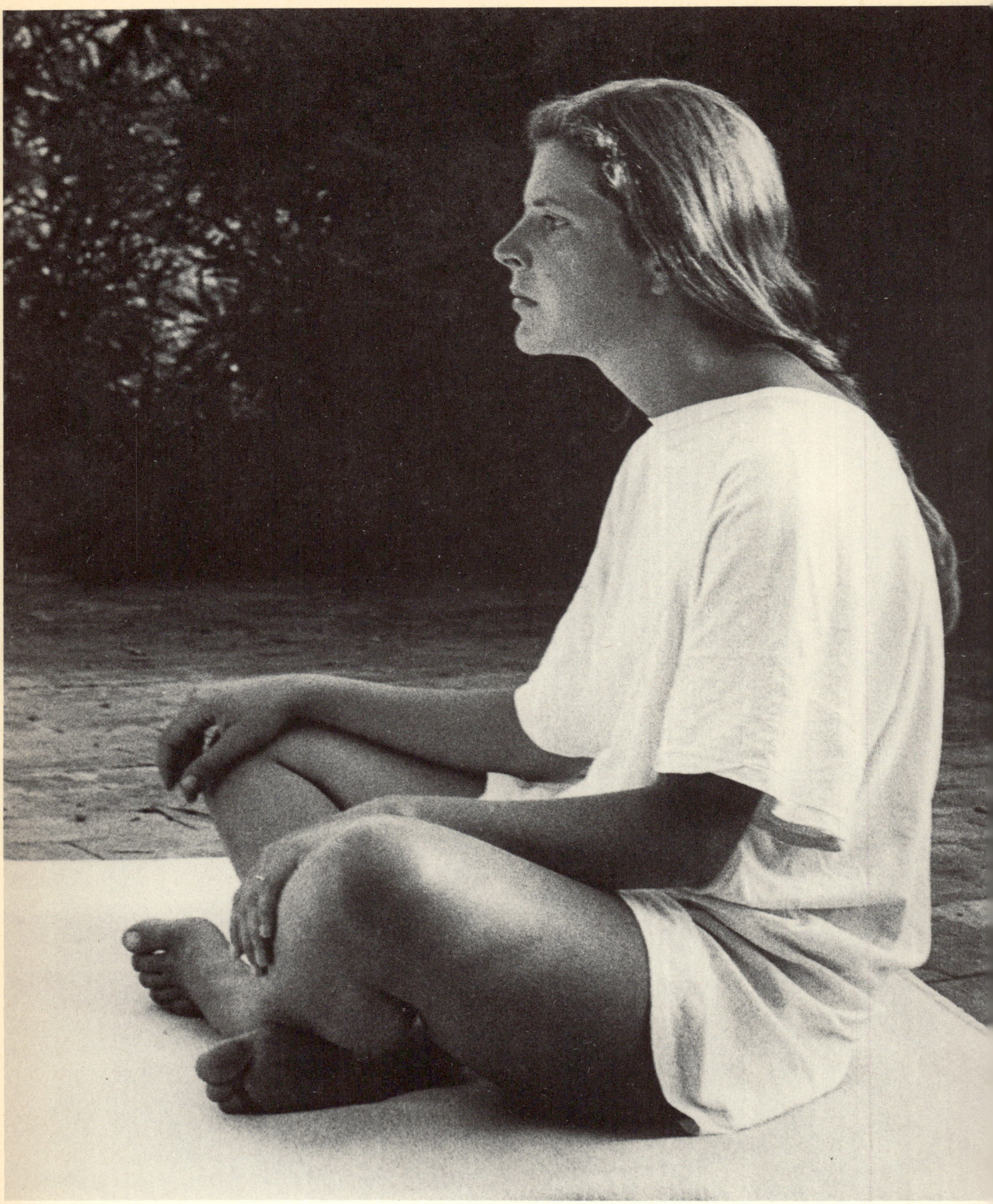

— Welch gutes Stück Weg hast du hinter dir,
wie schön der Fortschritt, den du gemacht hast!
Es gelingt dir, auf einem Stuhl zu sitzen!
Jetzt kannst du noch viel mehr anstreben.
Kannst lernen, dich auf die Erde zu setzen.
Sieh, wie die jungen Menschen, verführt vom Osten,
das Sitzen mißverstehen
und sich Schaden zufügen.
Sieh dieses Kinn, nach vorne fliehend,
diesen verklemmten Nacken,
den Rücken, in dem sich nichts an seinem Platz befindet;
und der Gesichtsausdruck gespannt, verschlossen,
unruhig und gehetzt, um nicht zu sagen, bös.
Nichts außer Unruhe atmet hier.
Denn ohne eine feste Basis
ist alles Unsicherheit.
Eine feste Basis aber ergibt sich aus drei Punkten.
Wo sind sie hier zu sehen
mit diesen Knien, die nirgends aufruhen?

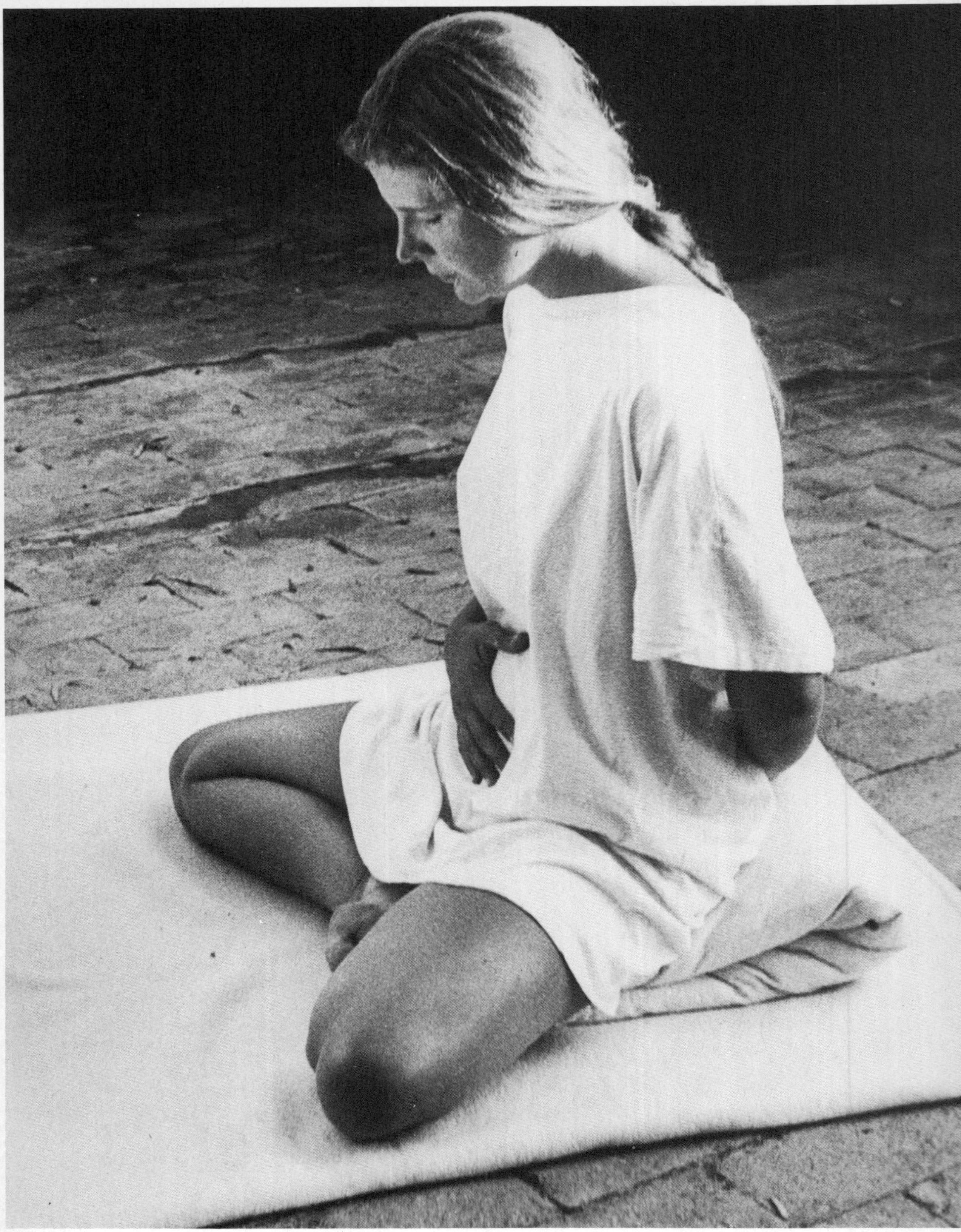

— Hingegen hier?
— Wie Tag und Nacht!

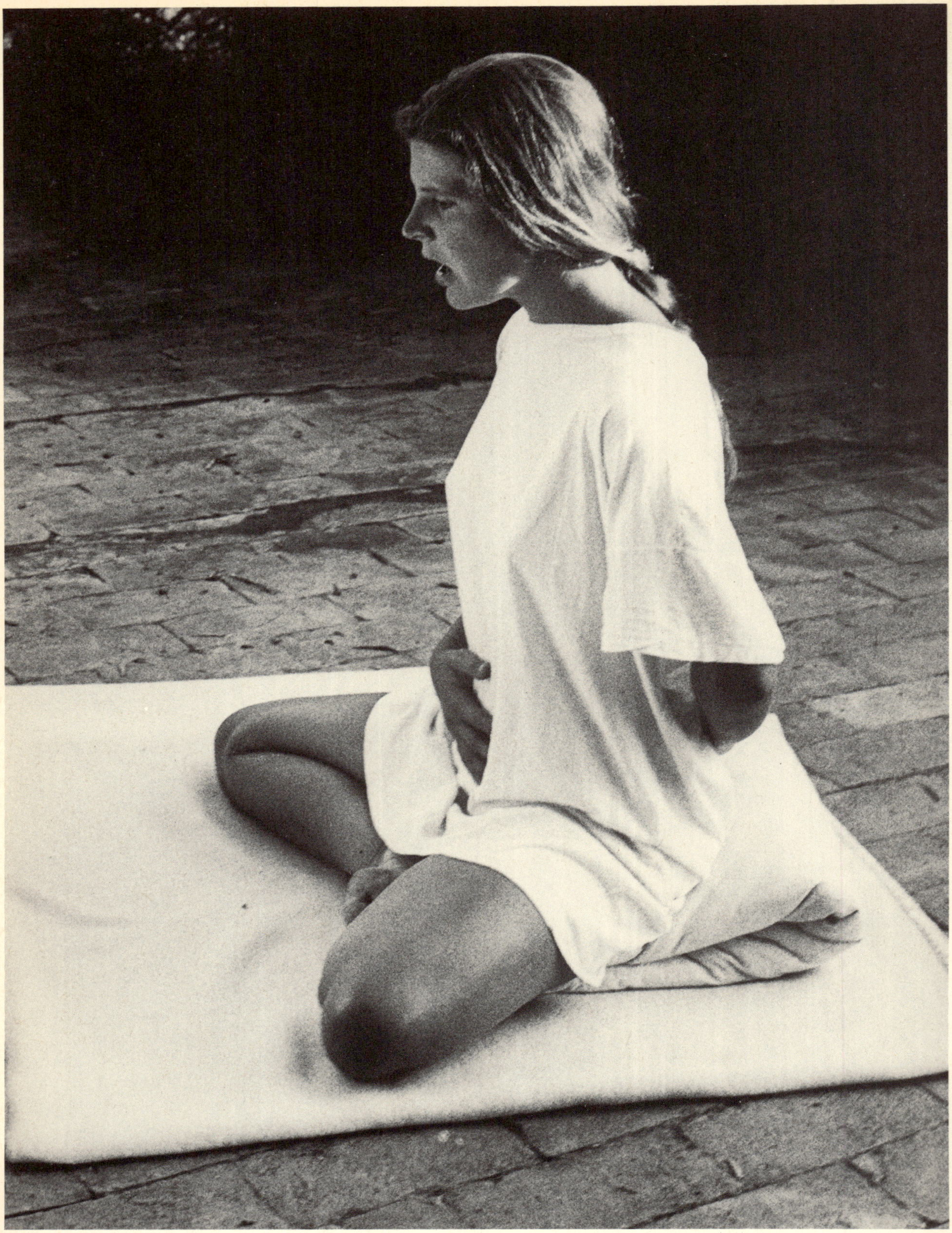

Ein echtes Wunder.
Du scheinst dich vom Boden abzuheben,
um davonzufliegen!
Zugleich aber hat man den Eindruck,
einen großen Baum wachsen zu sehen.

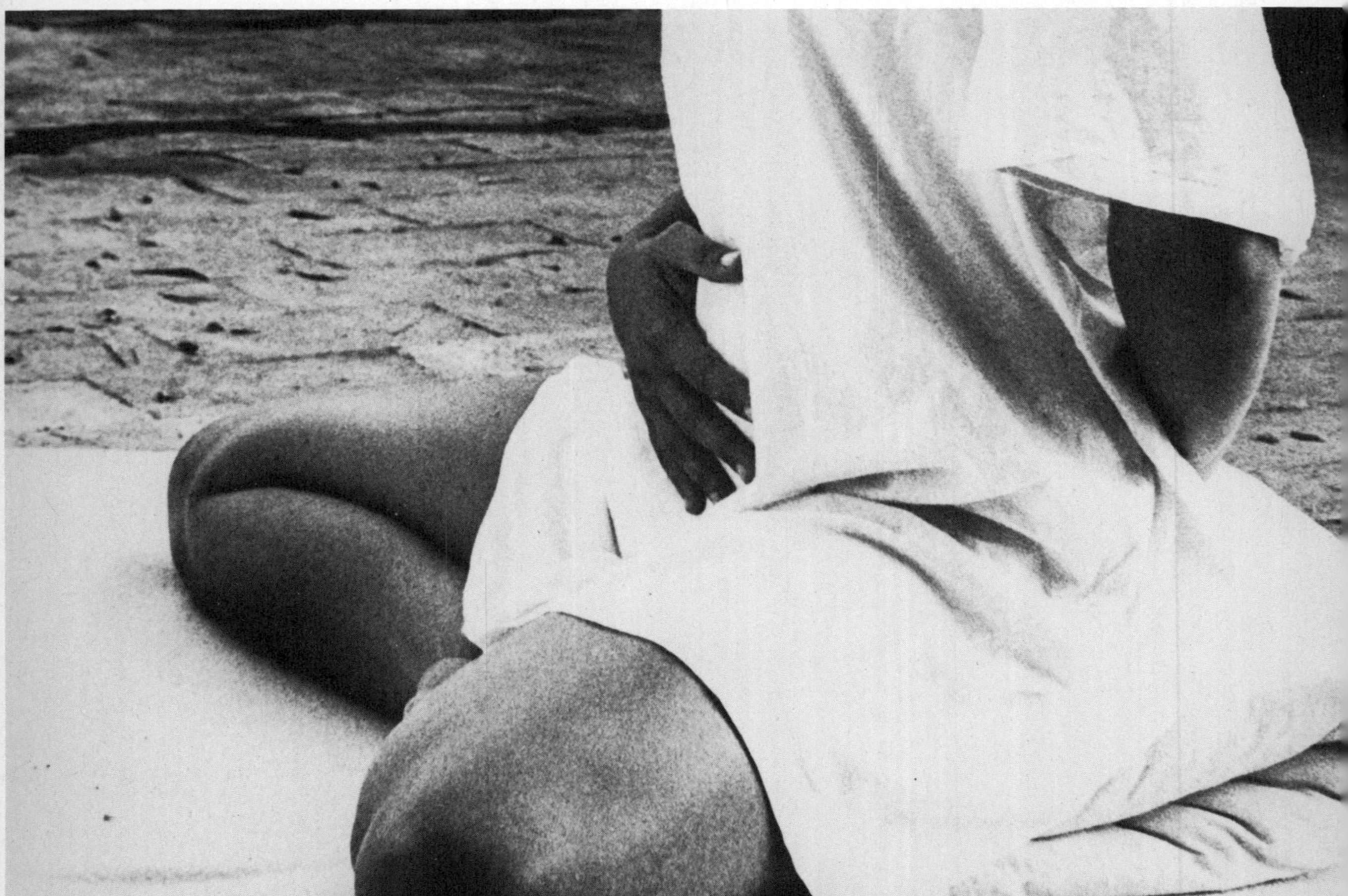

— Das Geheimnis?
Ganz einfach:
ein Kissen.
Es verändert, was die Meister in der Kunst des Sitzens,
die Reiter,
die Assiette nennen, den guten Sitz.
Schau,
das Becken hat sich geordnet,
der Schwerpunkt ist wiedergefunden,
und die Knie, die nirgends waren,
liegen jetzt auf dem Boden,
breit und sicher.

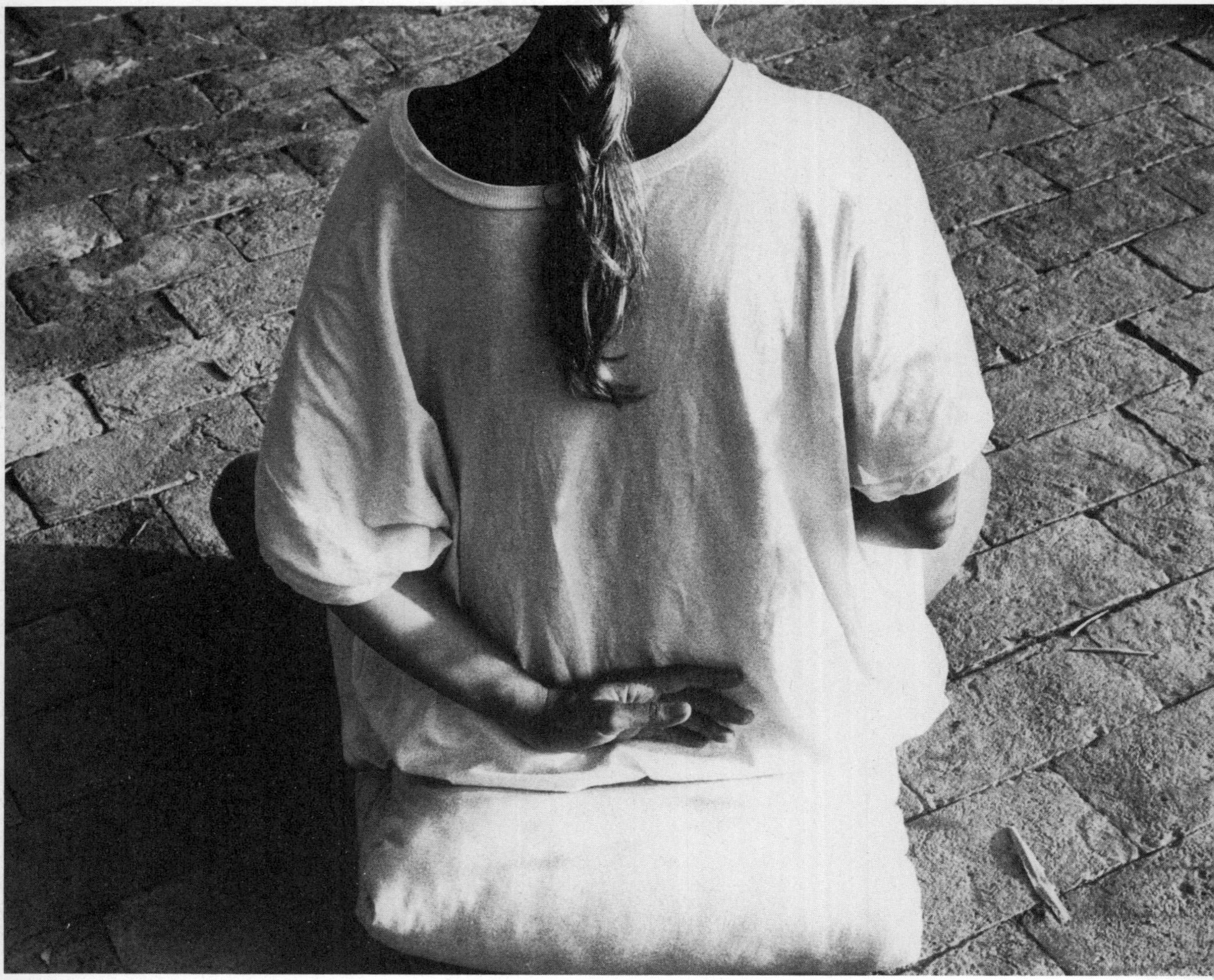

— Wirbelsäule, Atmung, Becken?
Nein.
Es geht um etwas anderes,
ganz anderes.
Es geschieht durch dich hindurch etwas,
wovon du nichts sagen kannst.
Nimm es als Geheimnis hin
und stimm der Kraft und Freude zu,
die den Torero scheinbar spielen lassen mit dem Stier,
und dank deren die Flamencotänzer nicht müde werden,
wenn sie bis zum Morgen tanzen.

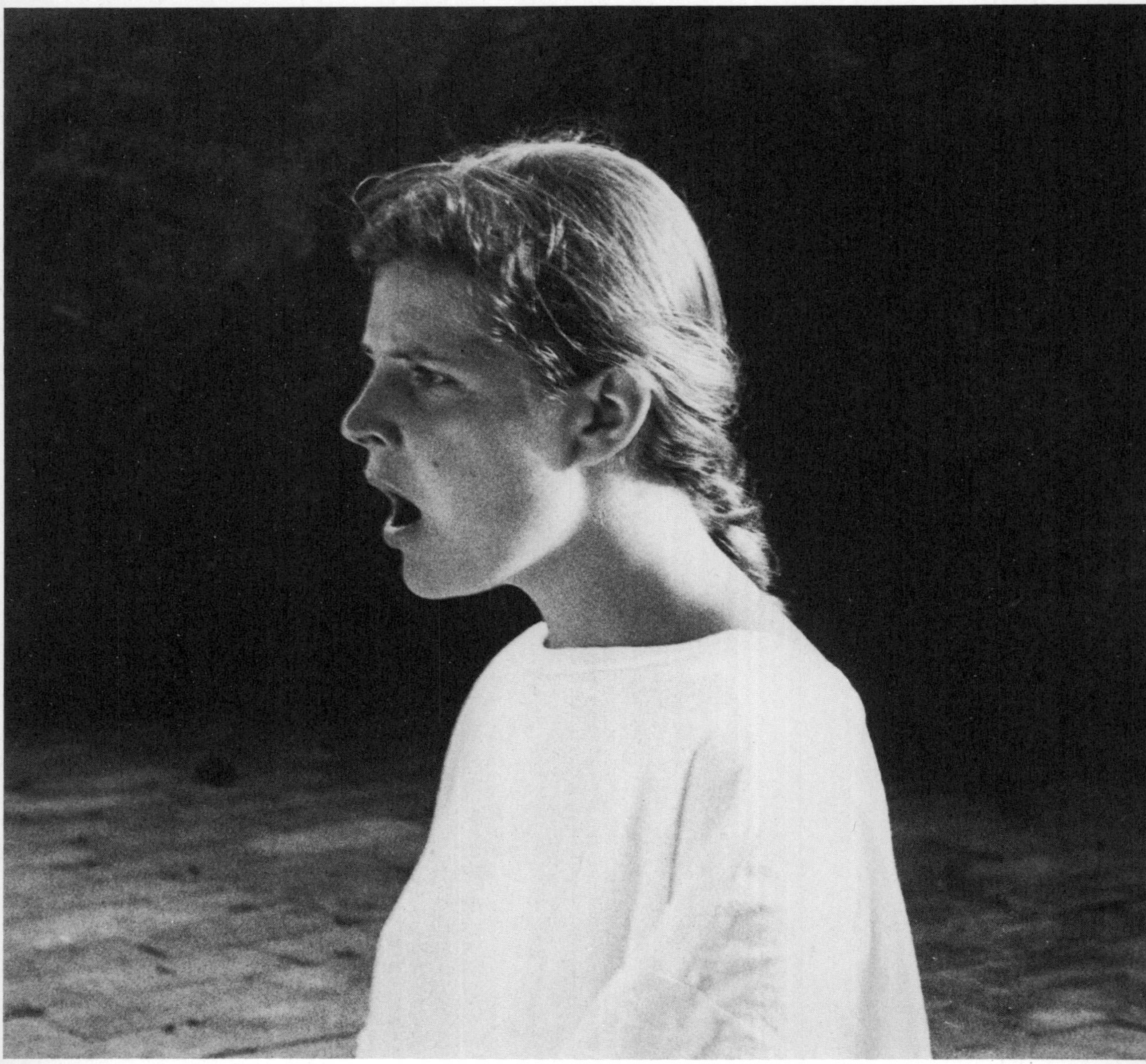

— Jetzt gleichst du einem Brunnen,
aus dem Lebenskraft aufsteigt,
aus dem es überquillt,
das Leben!

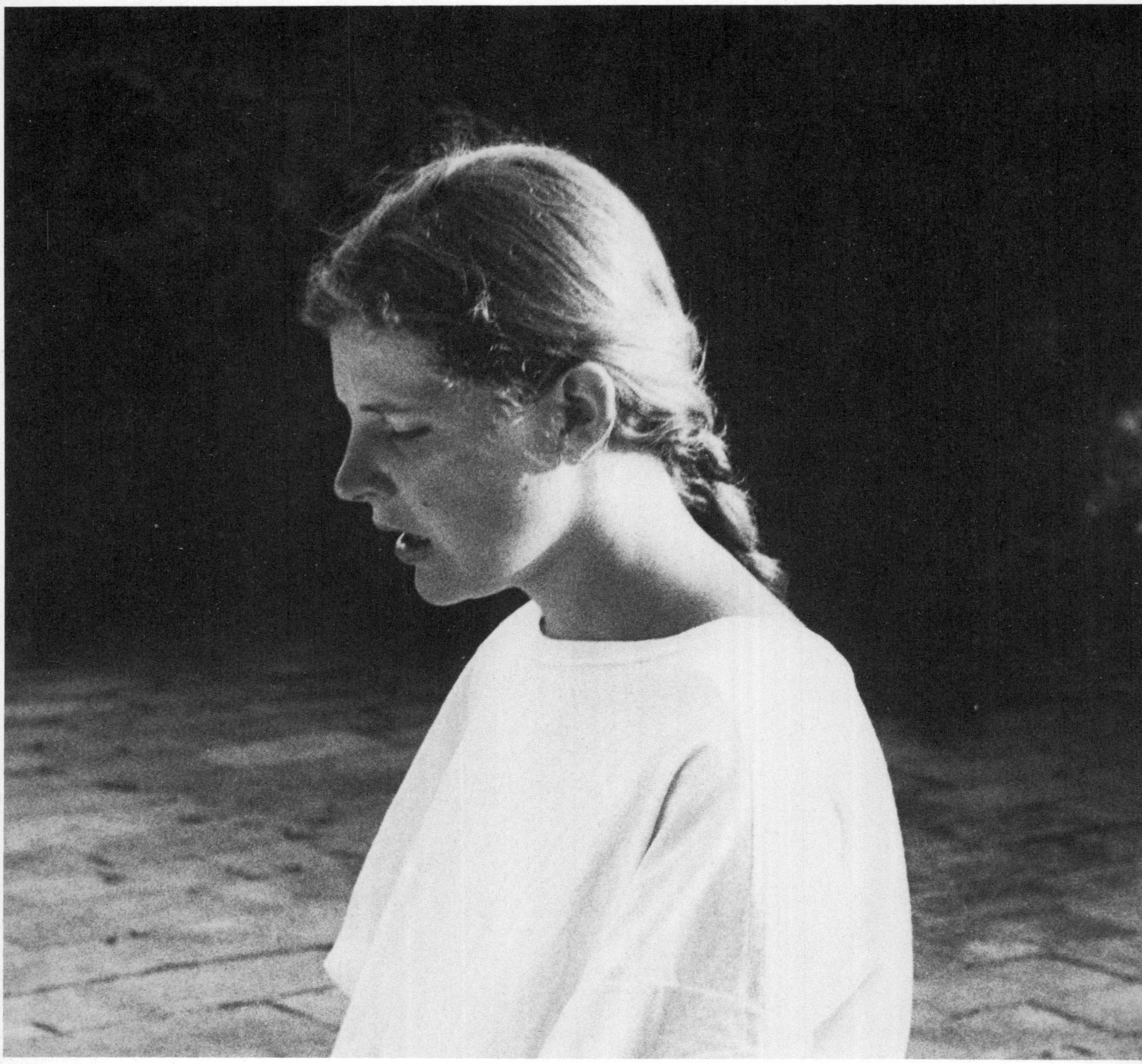

Aber bleib bescheiden.
Wenn du forcierst,
mit dem Willen vorwärtsdrängst,
dann ist es aus.
Du bist ein Instrument,
und alles muß durch dich hindurch geschehen,
ohne Absicht
wie gegen deinen Willen.

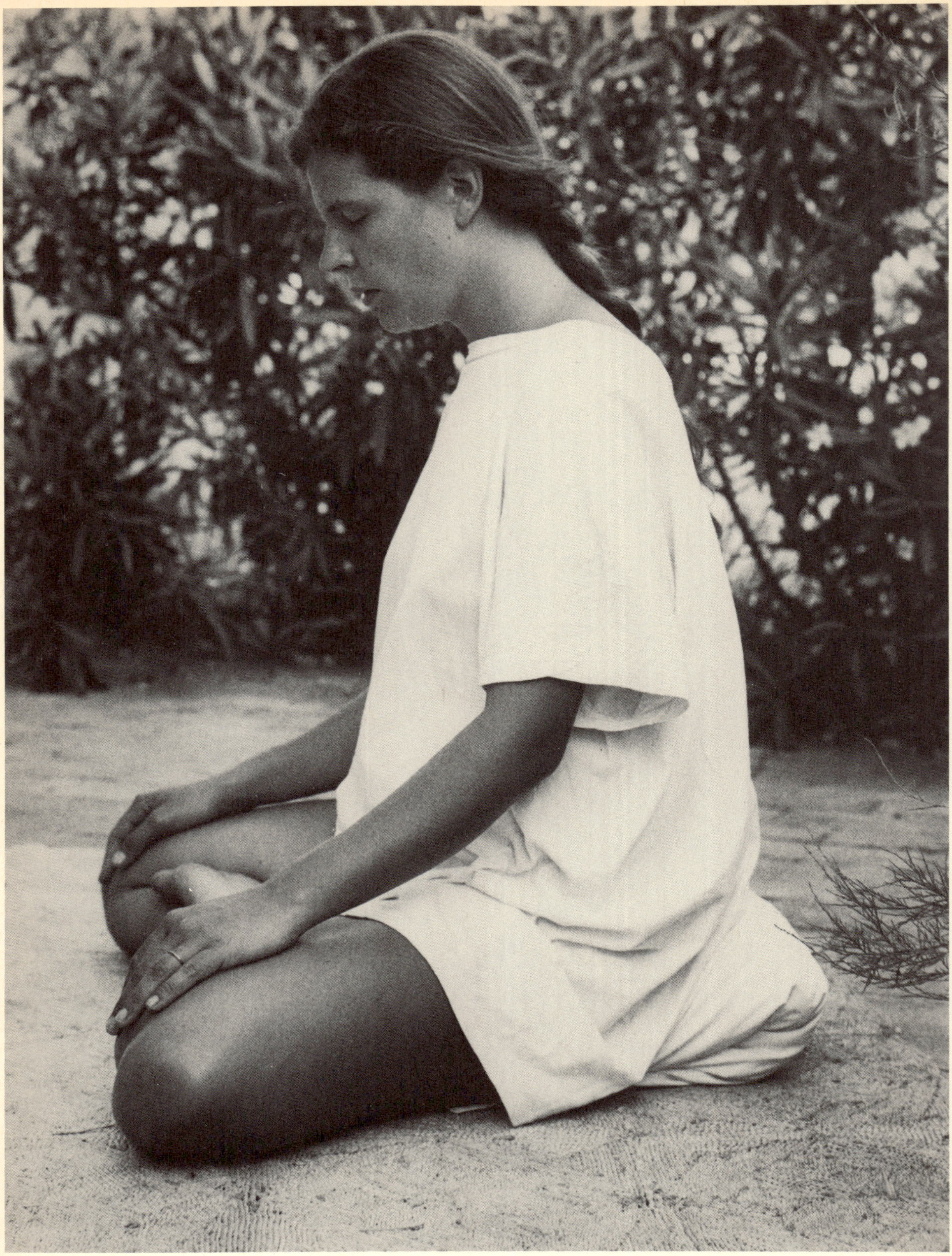

— Und vergiß nicht,
so paradox auch dieses ist,
daß alles im Schweigen beginnen muß,
im unbewegten Dasein
nach innen gesammelt.

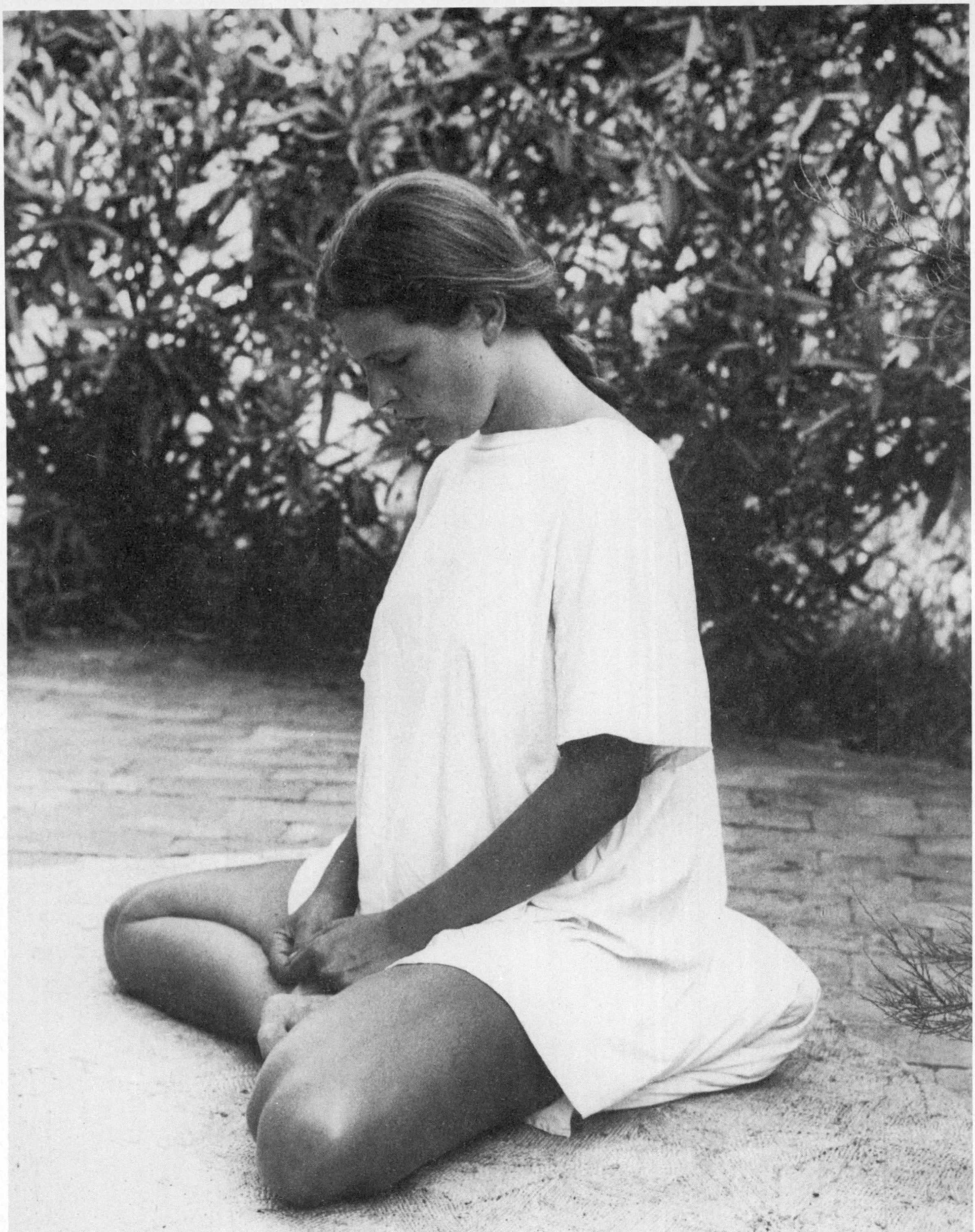

— Wollen wir uns jetzt ein anderes Detail anschauen,
ein anderes Geheimnis?
Die verborgensten Verspannungen sitzen im Nacken.
Gib acht auf deinen Nacken,
laß ihn immer frei.
Neige einmal langsam deinen Kopf,
ohne das Geringste zu verändern in der guten Haltung deines Rückens, die du jetzt gefunden hast,
neig deinen Kopf
und spür die Fülle,
diese Welle, die aus der Tiefe steigt,
die Freude, die dich überschwemmt.
Als wir mit unserm Üben angefangen haben,
weißt du noch,
hast du zu mir gesagt:
»Warum nur soll ich den Kopf senken?
Wenn sich der Geist erheben will,
sollen die Augen dann nicht aufwärts blicken?«
Verstehst du jetzt,
was diese scheinbar gegensätzliche und für uns schwierige Gebärde meint,
wohin es führt, was es bewirkt,
wenn man sich bereitwillig verneigt,
den Nacken freigibt ohne Bitterkeit
und ohne Rache zu ersinnen.

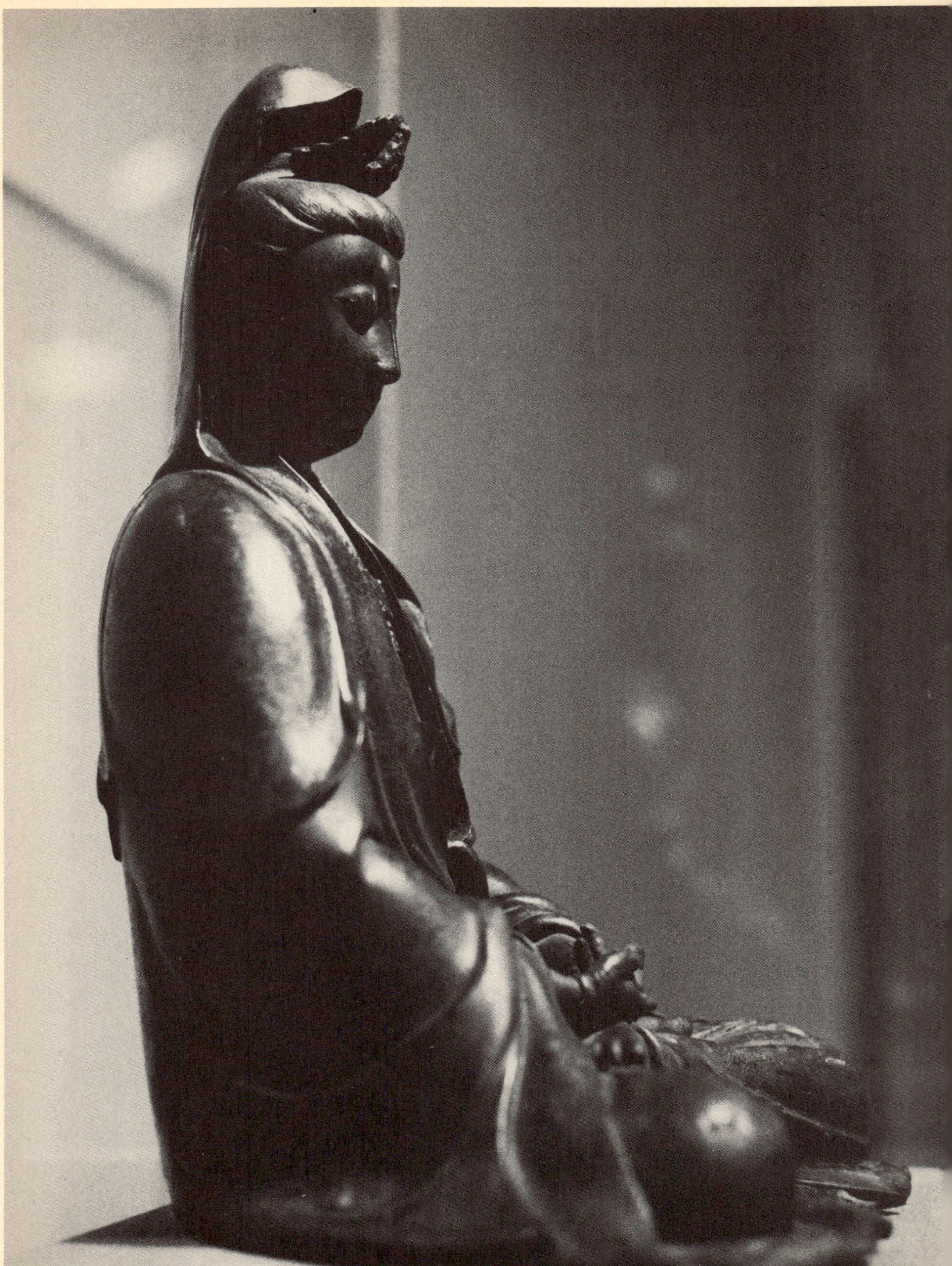

7

Meditieren

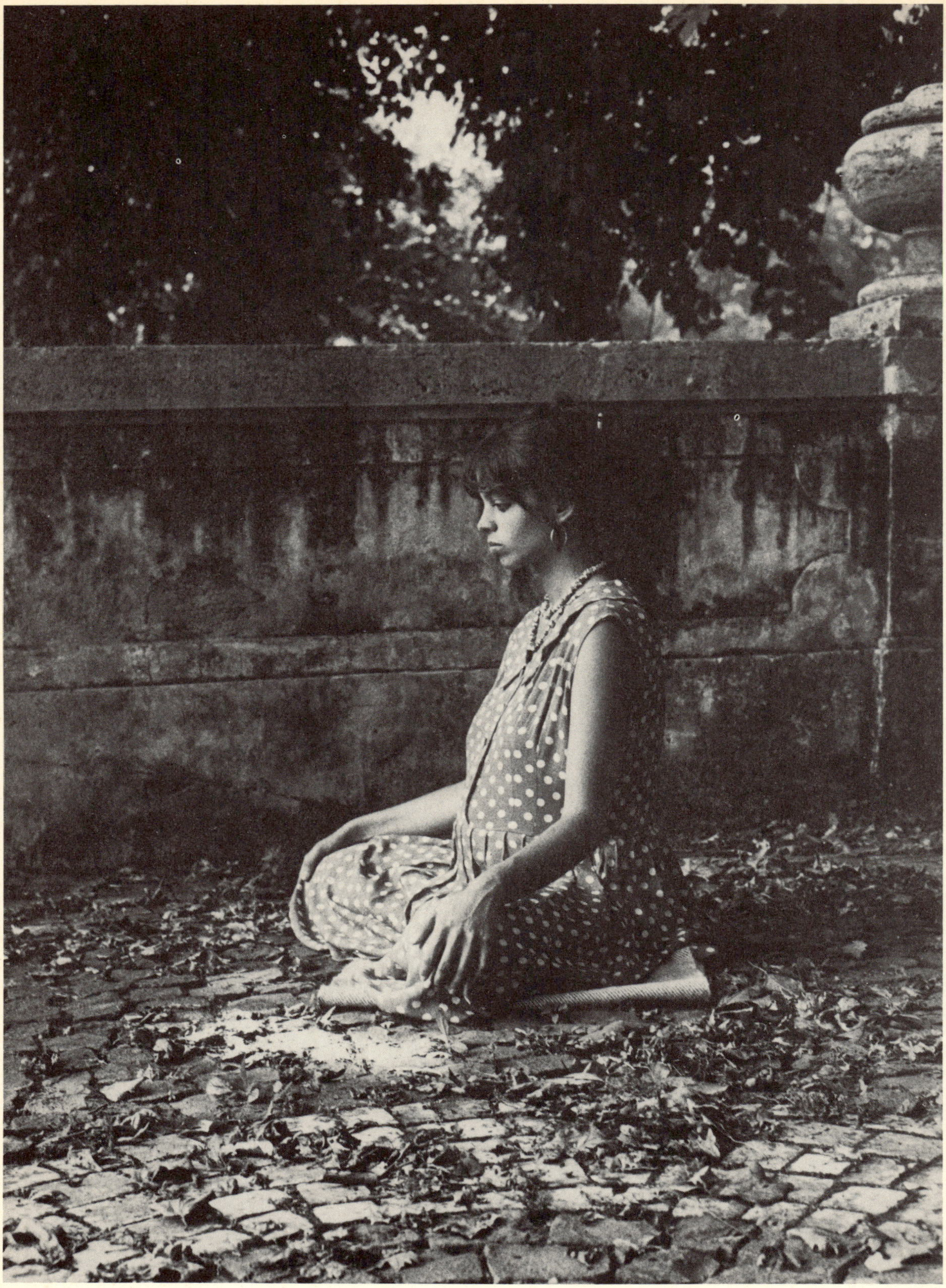

— Jetzt bist *du* dran, auf dem Boden zu sitzen.
— So?
— Aber nein!
Schon bist du wieder unsicher und zerstreut.
Wo sind deine Augen?
Sie verraten, daß du mit dem Kopf auf der Suche bist.
Du denkst schon wieder,
anstatt auf dich zu horchen!

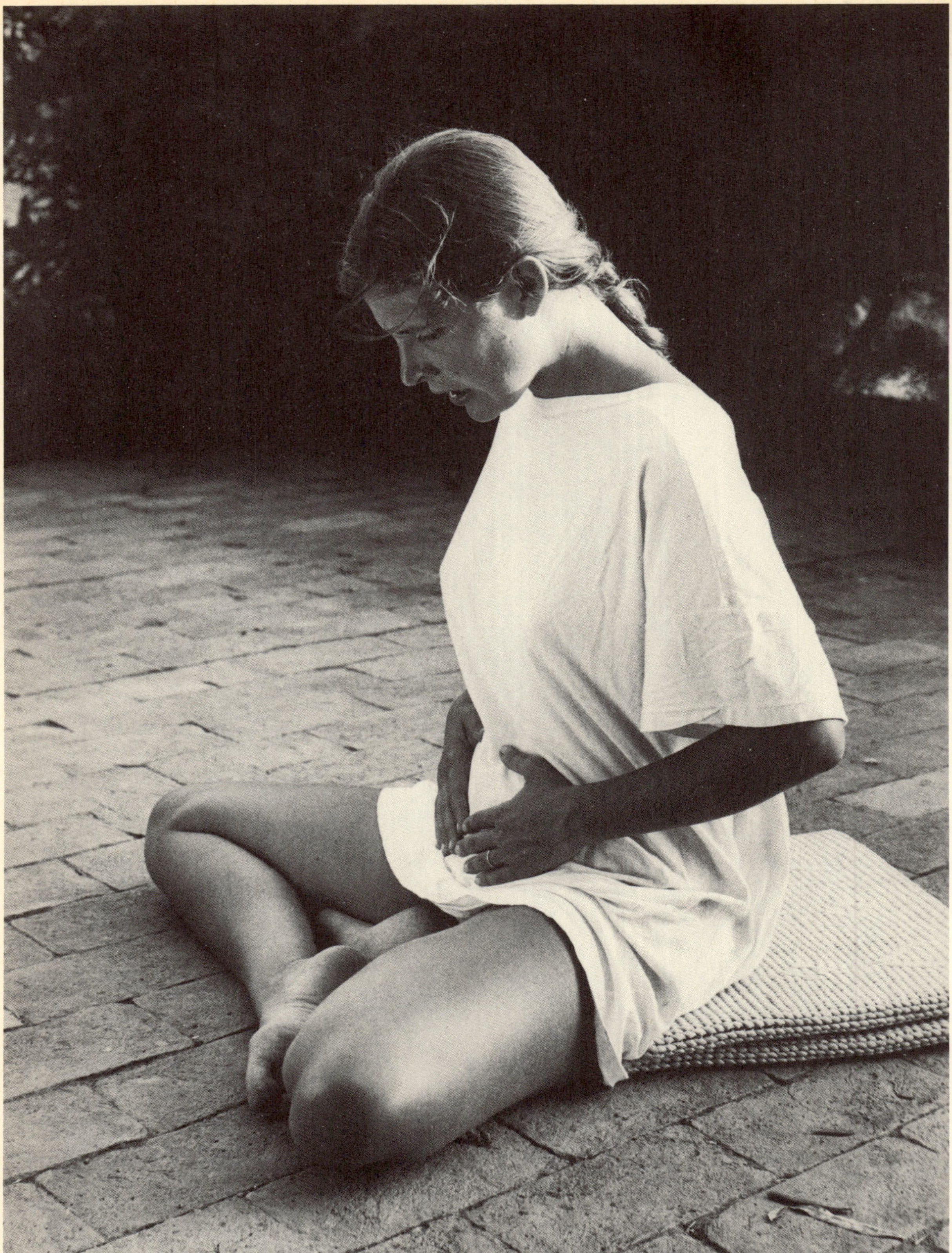

— Komm, so fangen wir noch einmal an.
Leg deine Hände,
beide Hände dieses Mal,
auf deinen Bauch.
Neig deinen Kopf, ohne im Rücken zusammenzufallen,
und schau auf deine Hände,
spüre sie.

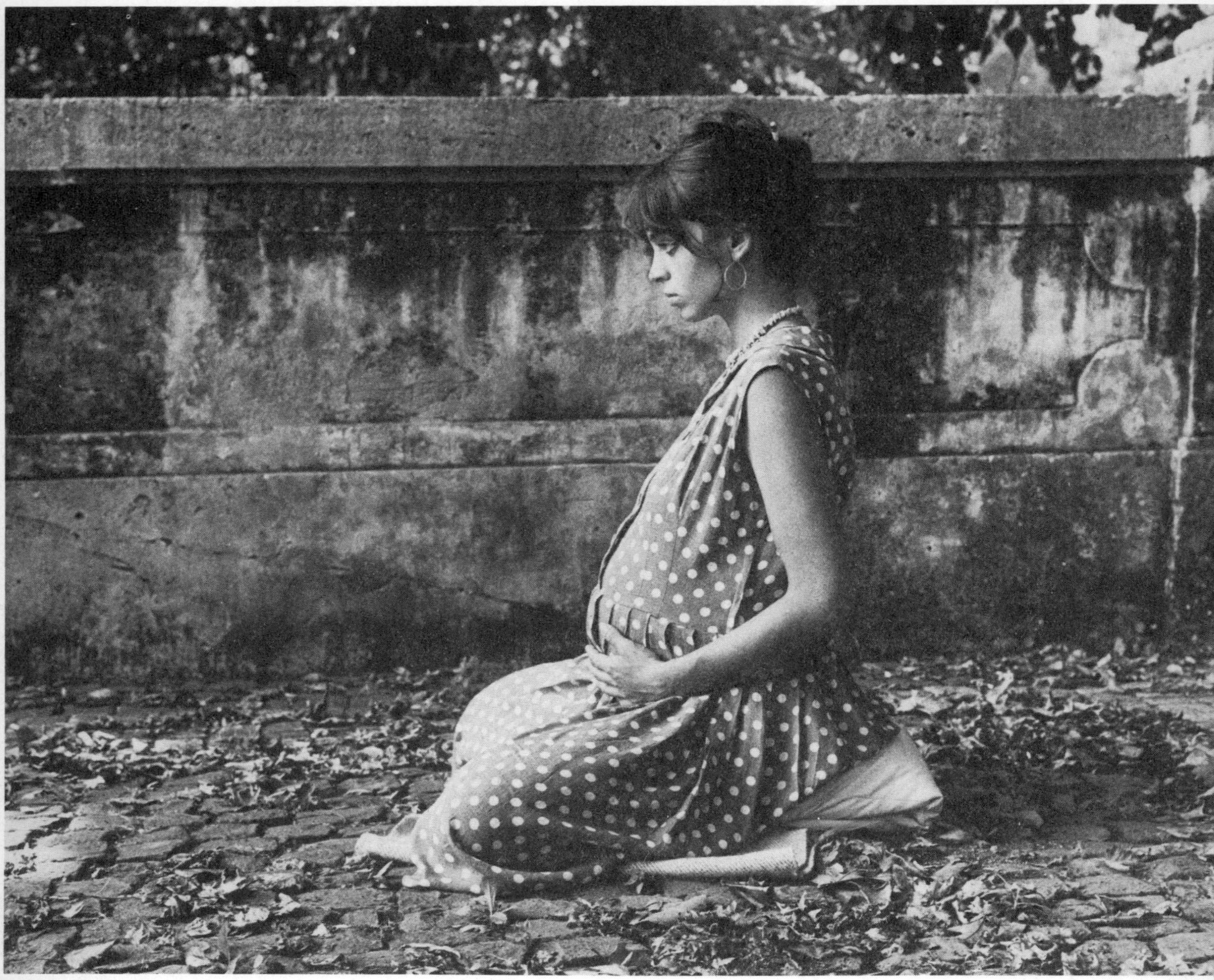

— Meinst du so?
— Was fragst du *mich*!
Kann ich vielleicht für dich fühlen?
Hör endlich auf,
außen zu suchen.
Komm zu dir zurück!

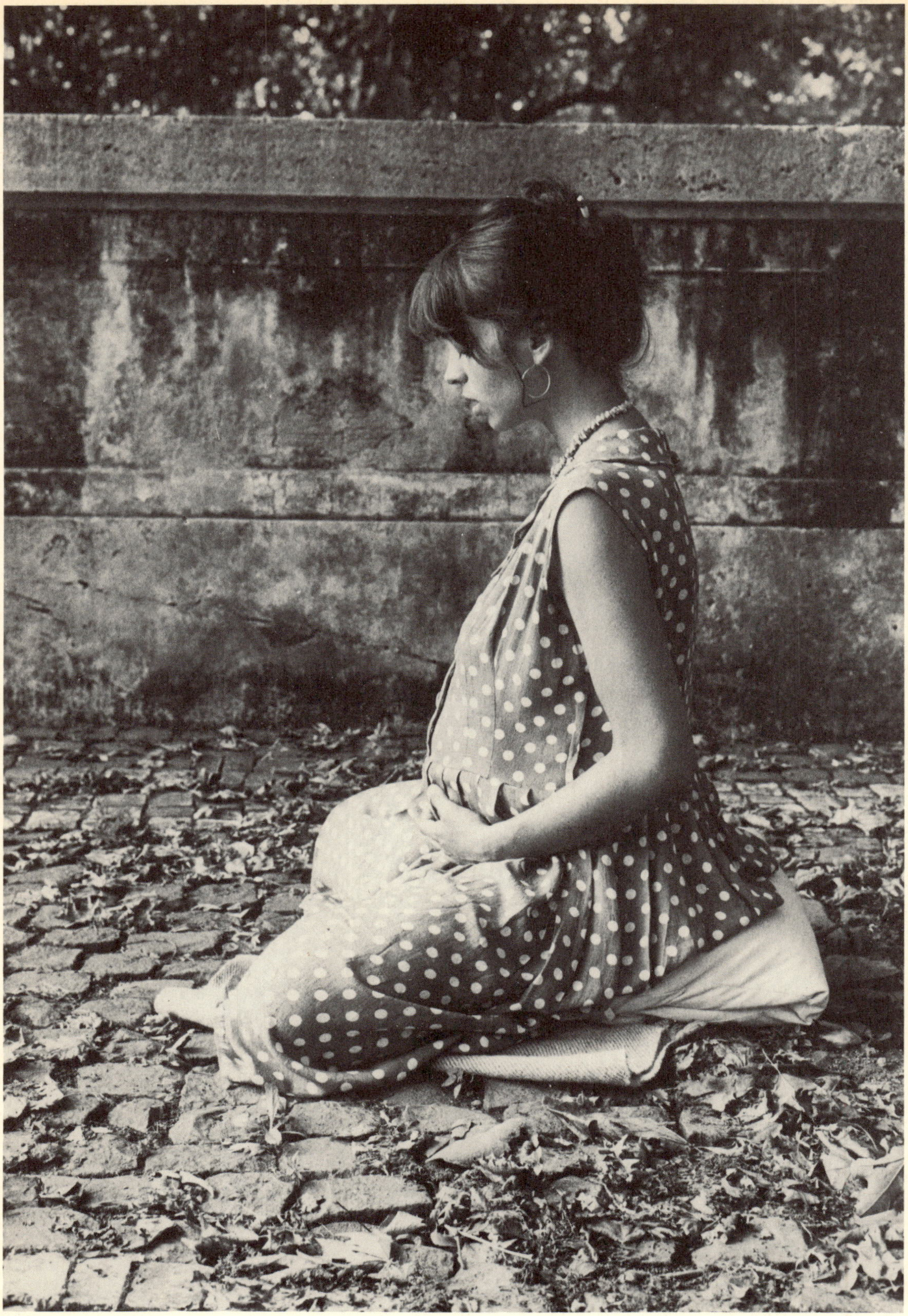

—Jetzt, ja, jetzt stimmt es.
Du siehst deine Hände von außen,
du fühlst sie von innen.
Das entzwei geteilte Reich
hat seinen König wieder.
Und schon fügt sich alles an seinen Platz,
dein Atem
öffnet und befreit sich,
verlagert sich nach unten.

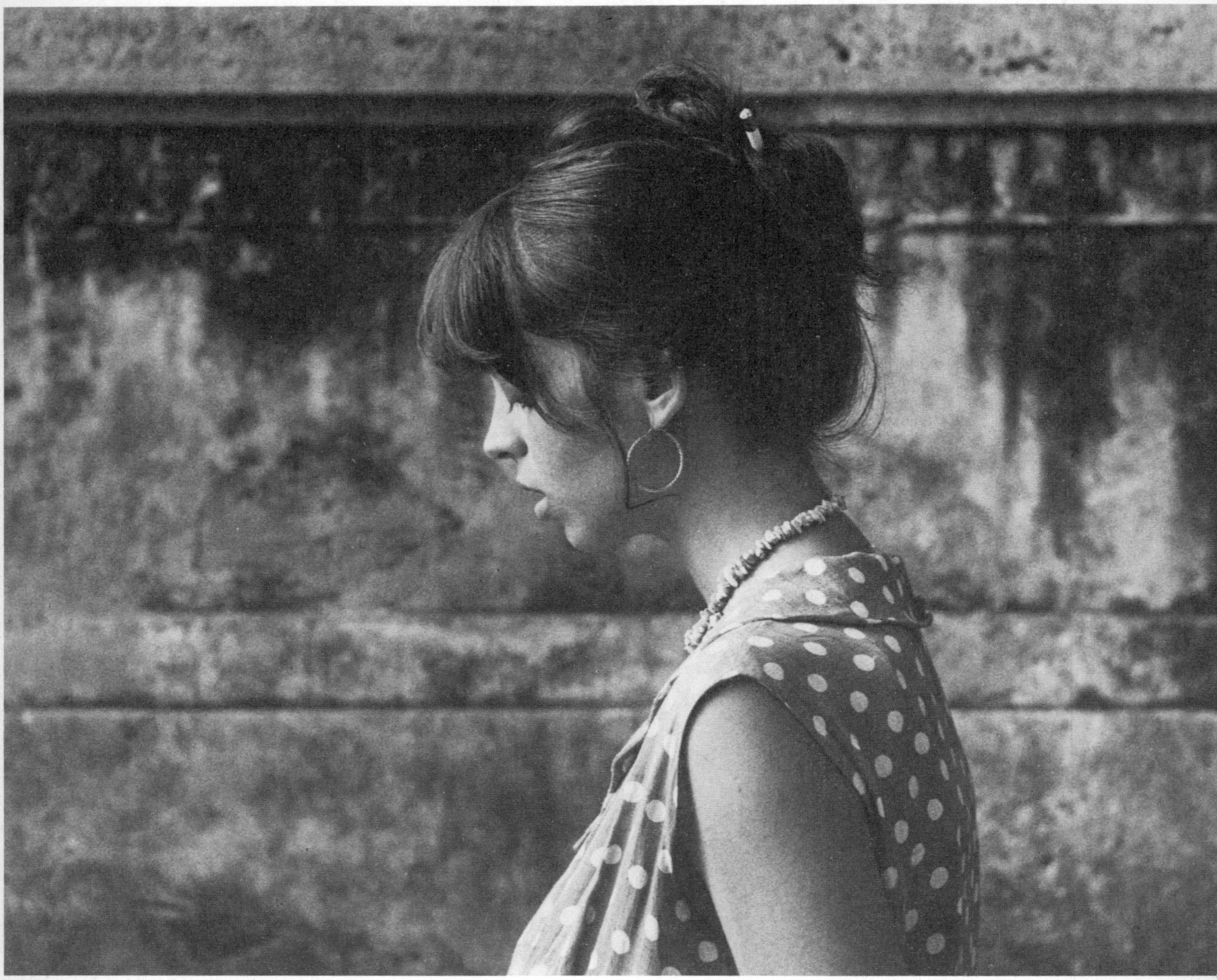

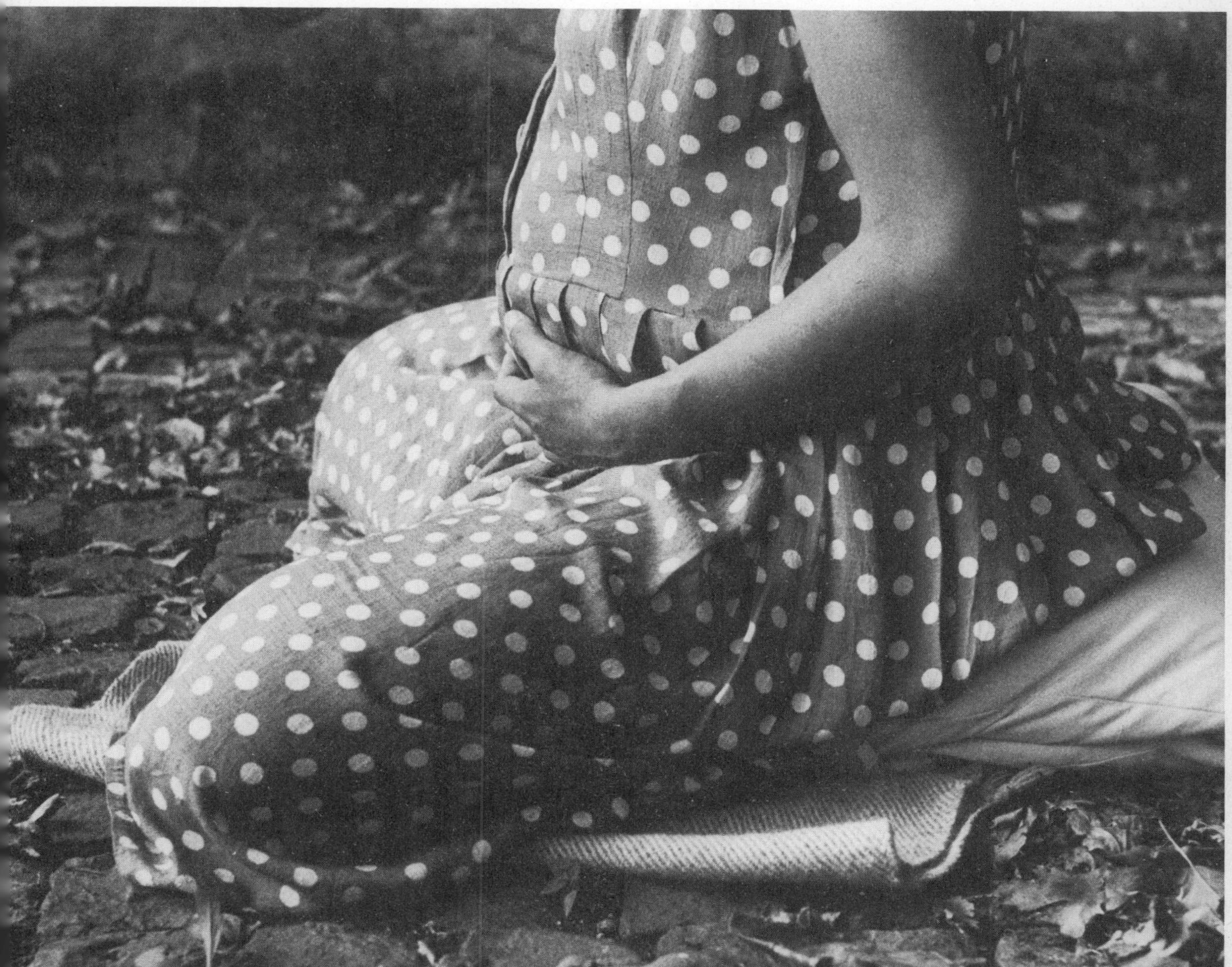

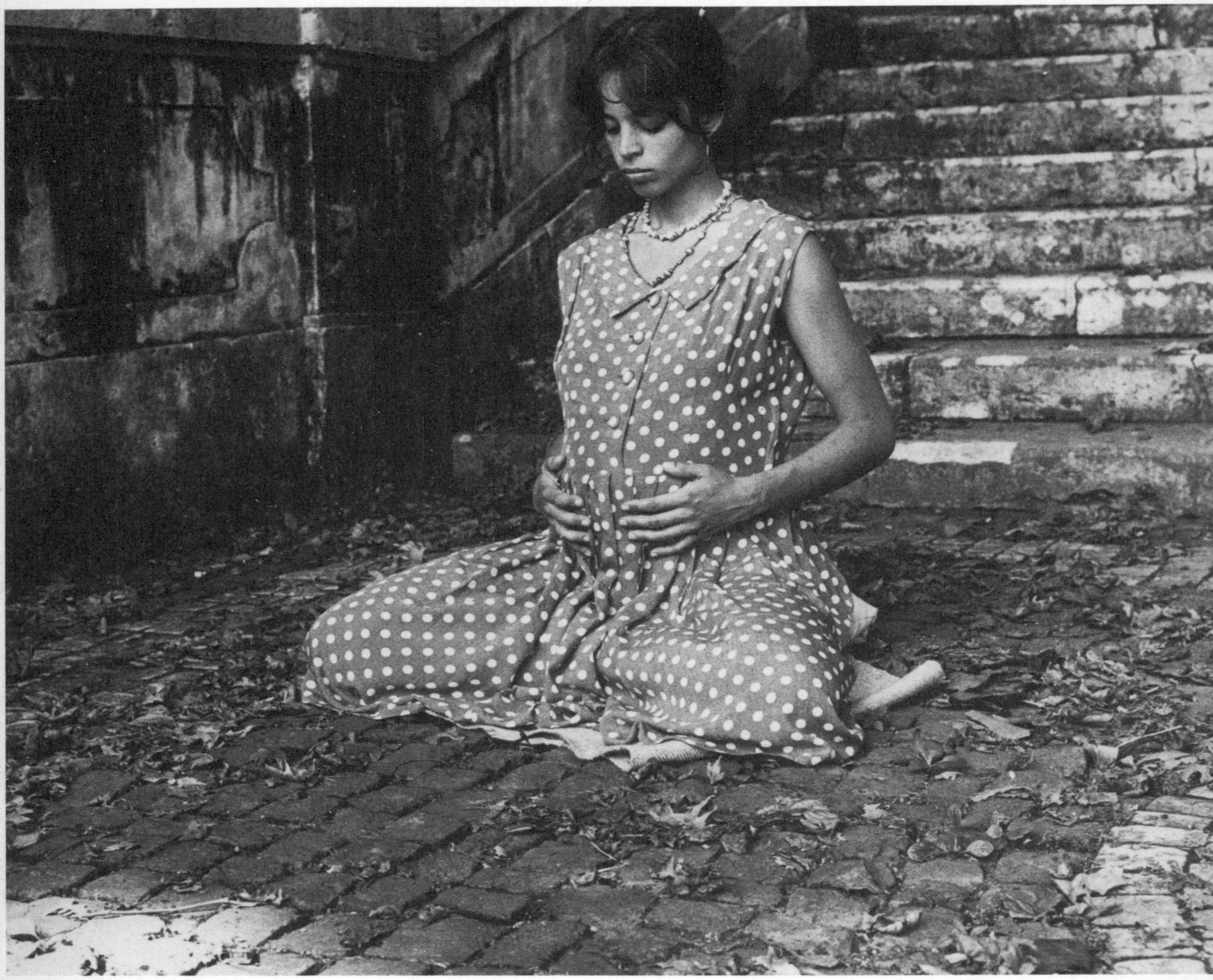

— Fühlst du deinen Bauch
sich entspannen und erwachen,
sich füllen und beleben,
fühlst du dich leben?
Spürst du deine weit auseinanderliegenden Hände,
wie weggestoßen die eine von der anderen,
überfließend, ausgefüllt?
Jetzt hast du ihn wiedergefunden,
den verlorenen Weg,
deine Spur,
deine Stimme
hast du entdeckt.

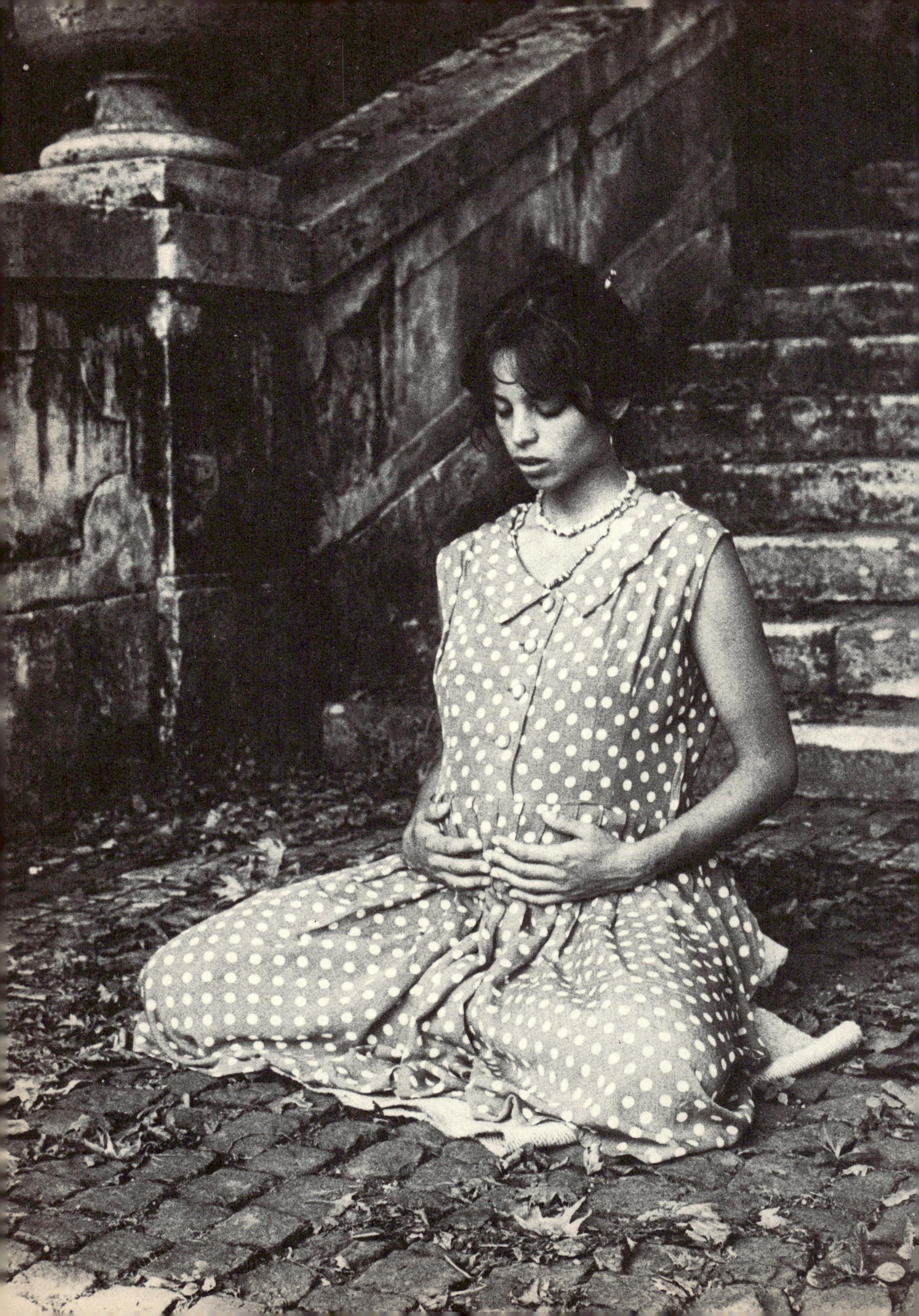

— Und vergiß nicht, noch einmal sag ich es,
es ist keine Übung,
du darfst nicht den Bauch einziehen,
mit den Händen einwärts pressen.
Nur ihn fühlen und ihm folgen,
einswerden mit der Bewegung, die geschieht,
während unablässig der gesungene Ton mitfließt,
erst keimend wie ein Samenkorn,
dann sich entwickelt, Weite gewinnt,
klingt und schwingt,
Leben besingt.

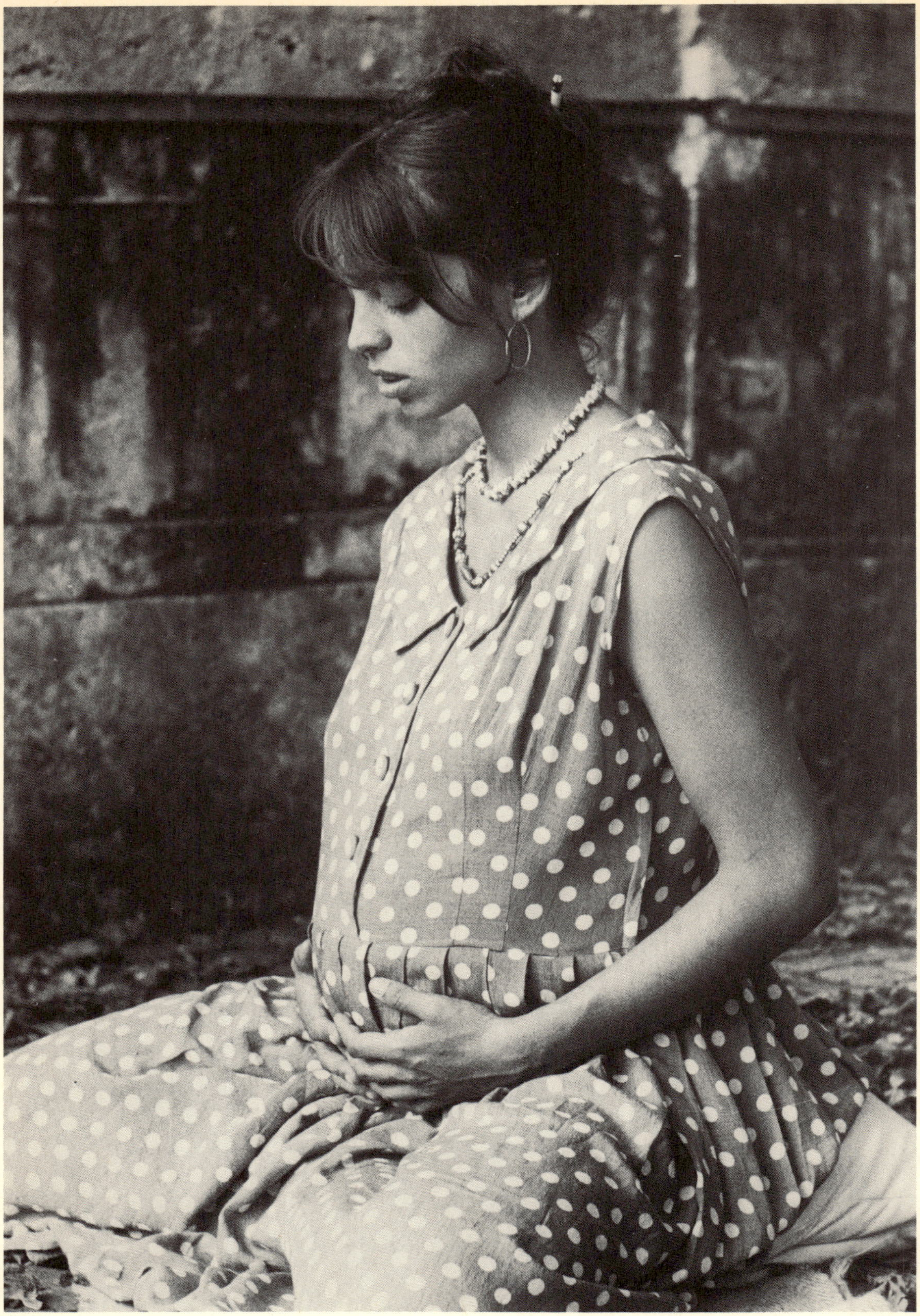

— Wer vermag
die Fülle und Tiefe dieses Tones zu beschreiben?
Einzelner Ton, vielfältiger Ton,
einzig, aber reich an all den Harmonien,
die mitzusingen beginnen,
wie der Wald zu beben und klingen anhebt,
wenn zärtliche Morgenröte ihn weckt.
Dieser Ton, der aus dir entsteht,
wie das Murmeln aus den Wäldern kommt,
er ist rein.
Aus Reinheit hat er seine Kraft,
seine Schönheit und Macht,
nicht der Mode eines Sommers oder Landes unterworfen,
Schönheit aus Unendlichkeit,
überall und immer anerkannt,
wenn sie das Ohr entzückt
und gar...

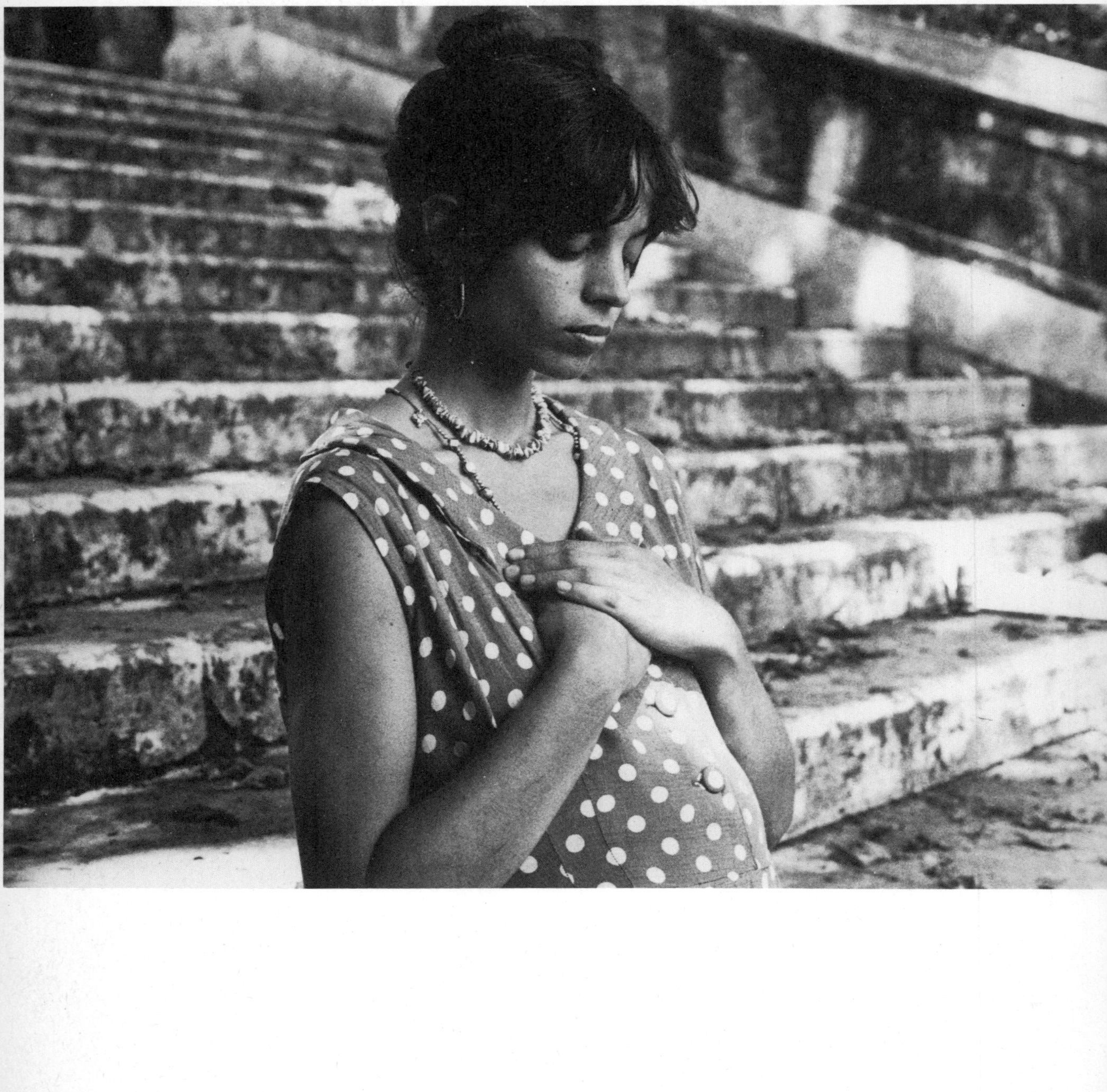

. . . dein Herz erreicht.
Das Herz ist Richter.
Das Herz ist wissend.
Und nur das Herz versteht
alles Geheimnis.

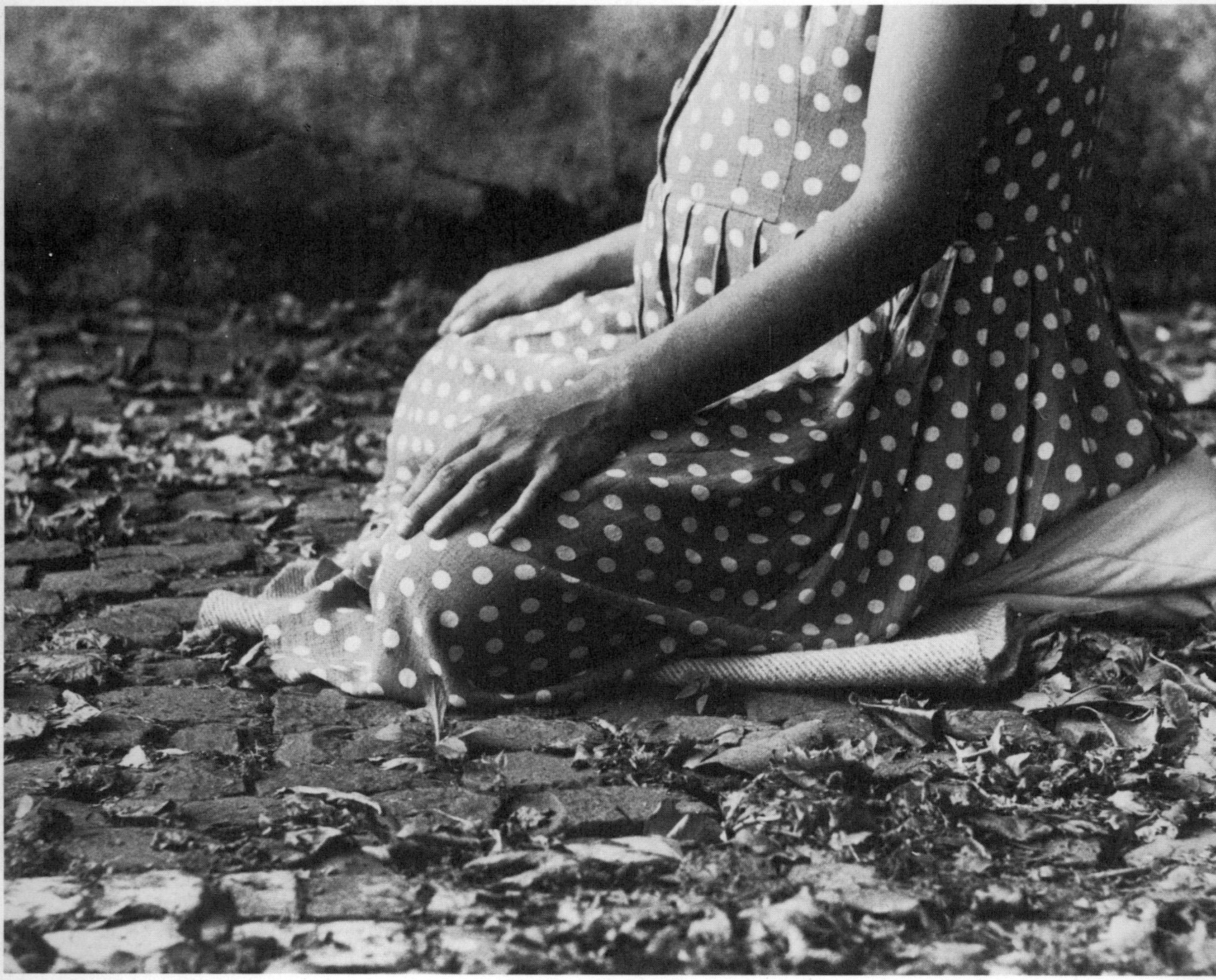

— Leg deine Hände
jetzt wieder auf die Knie.
Laß das Schweigen zu.

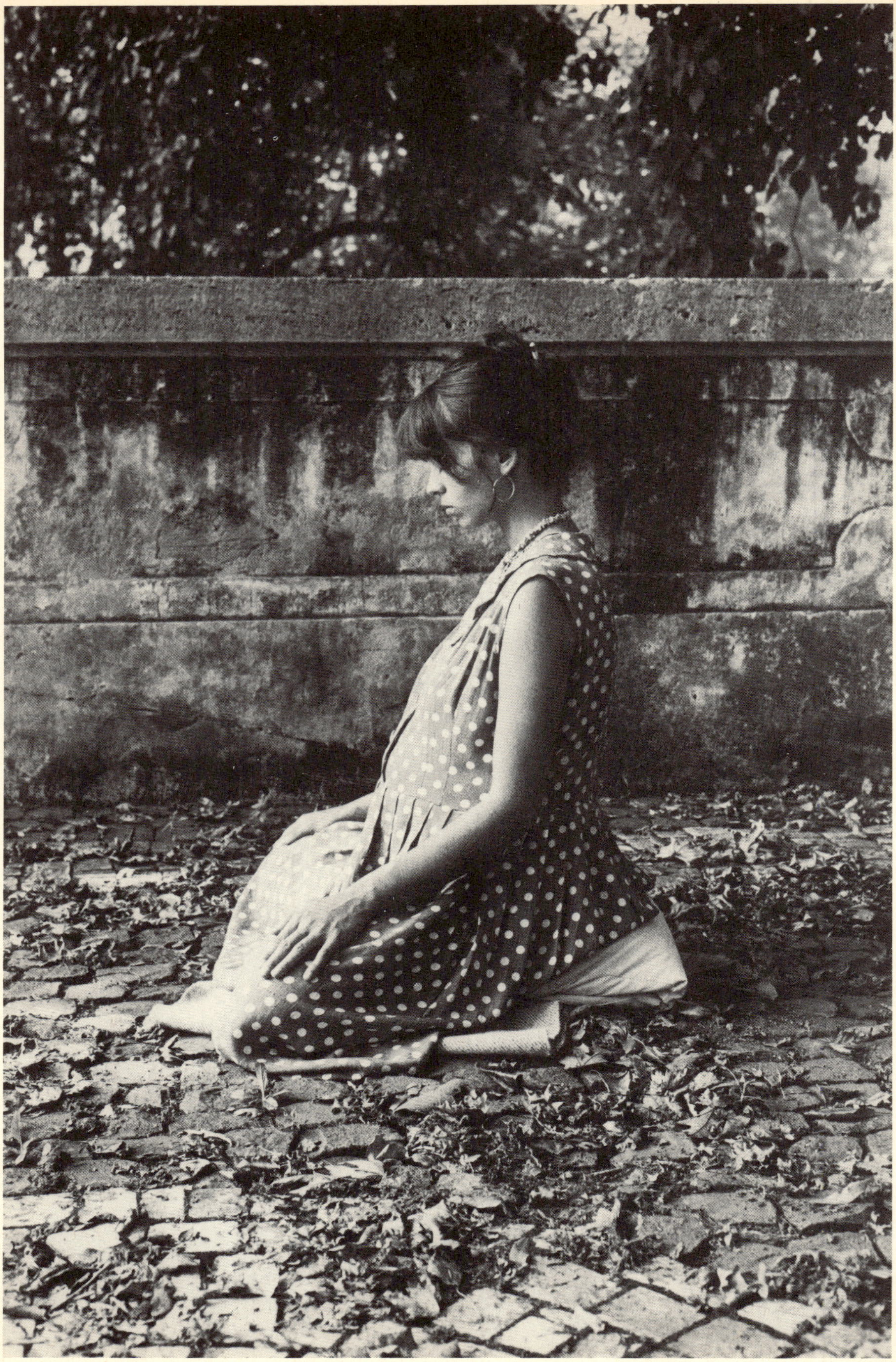

— Spür das Nicht-Tun,
Fülle, die wiederkehrt,
versuch zu schmecken,
wie Freude und Frieden ohne Ende sind.

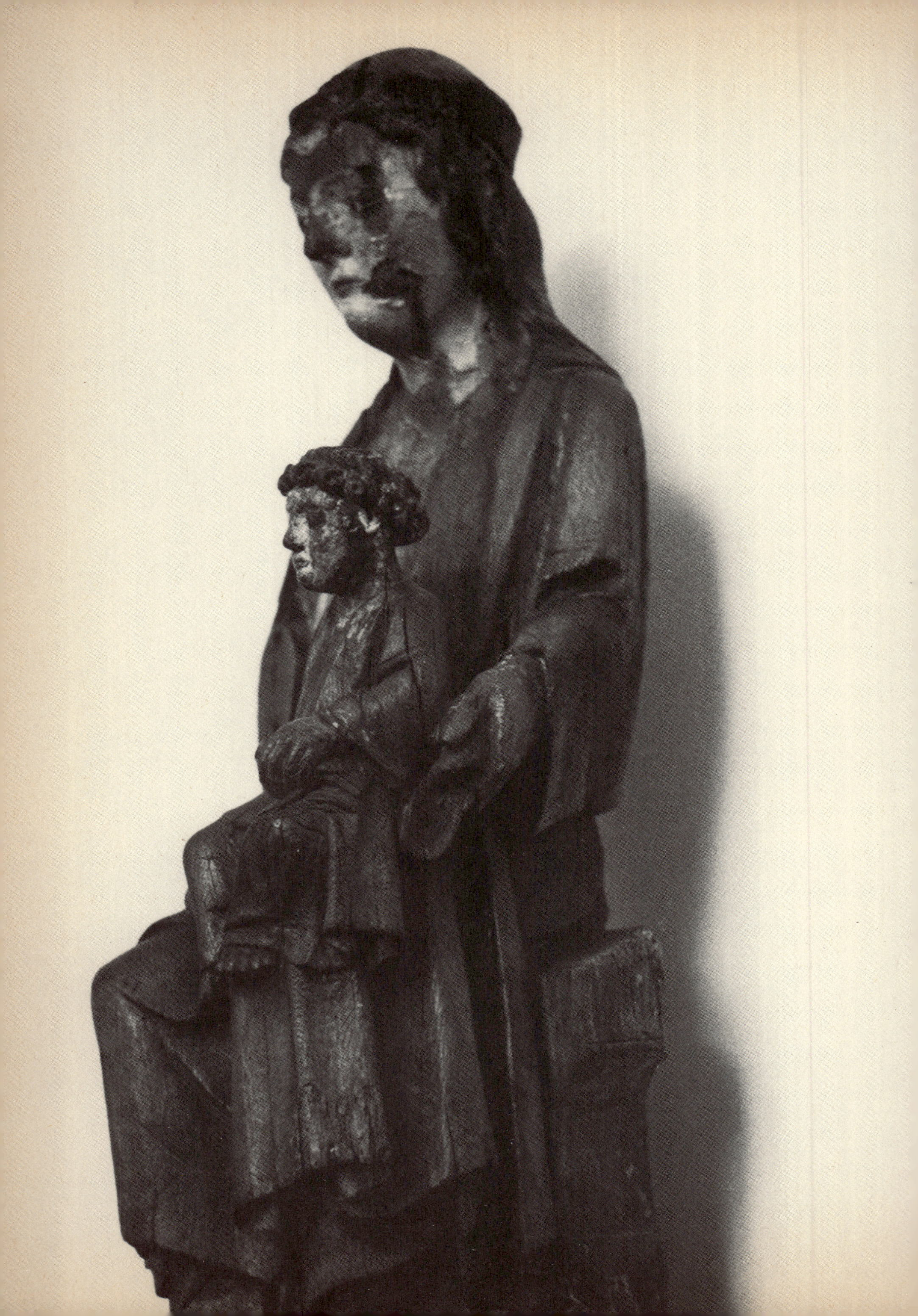

8

Zwei Wege

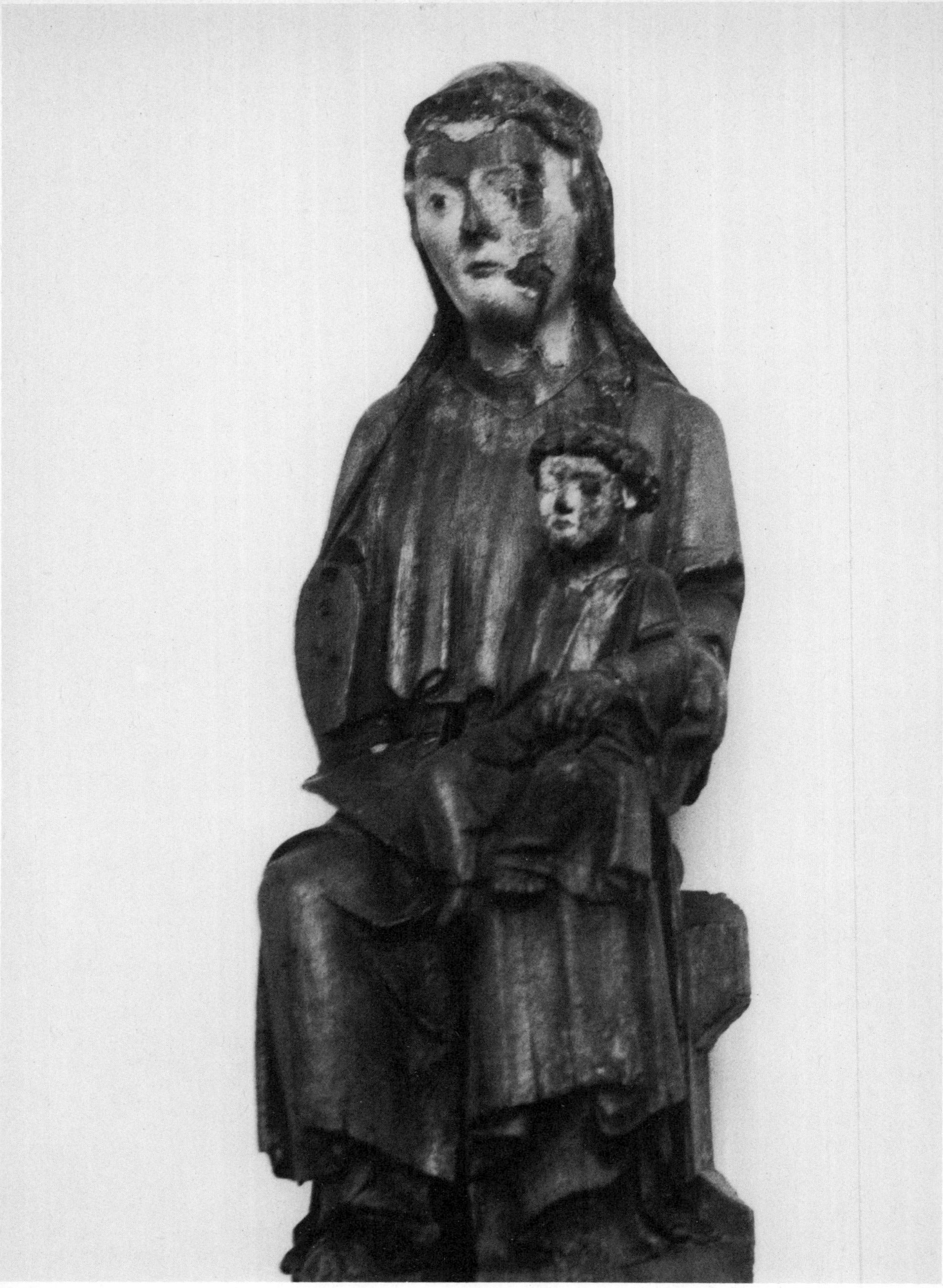

— Sieh, es gibt wie immer zwei Möglichkeiten,
zwei Wege.
Der eine ist der Weg des Leidens.
Sein Kult ist alt,
besteht aus Scham, Strafe, Traurigkeit.
»Mater Dolorosa.
In Schmerzen wirst du gebären.«

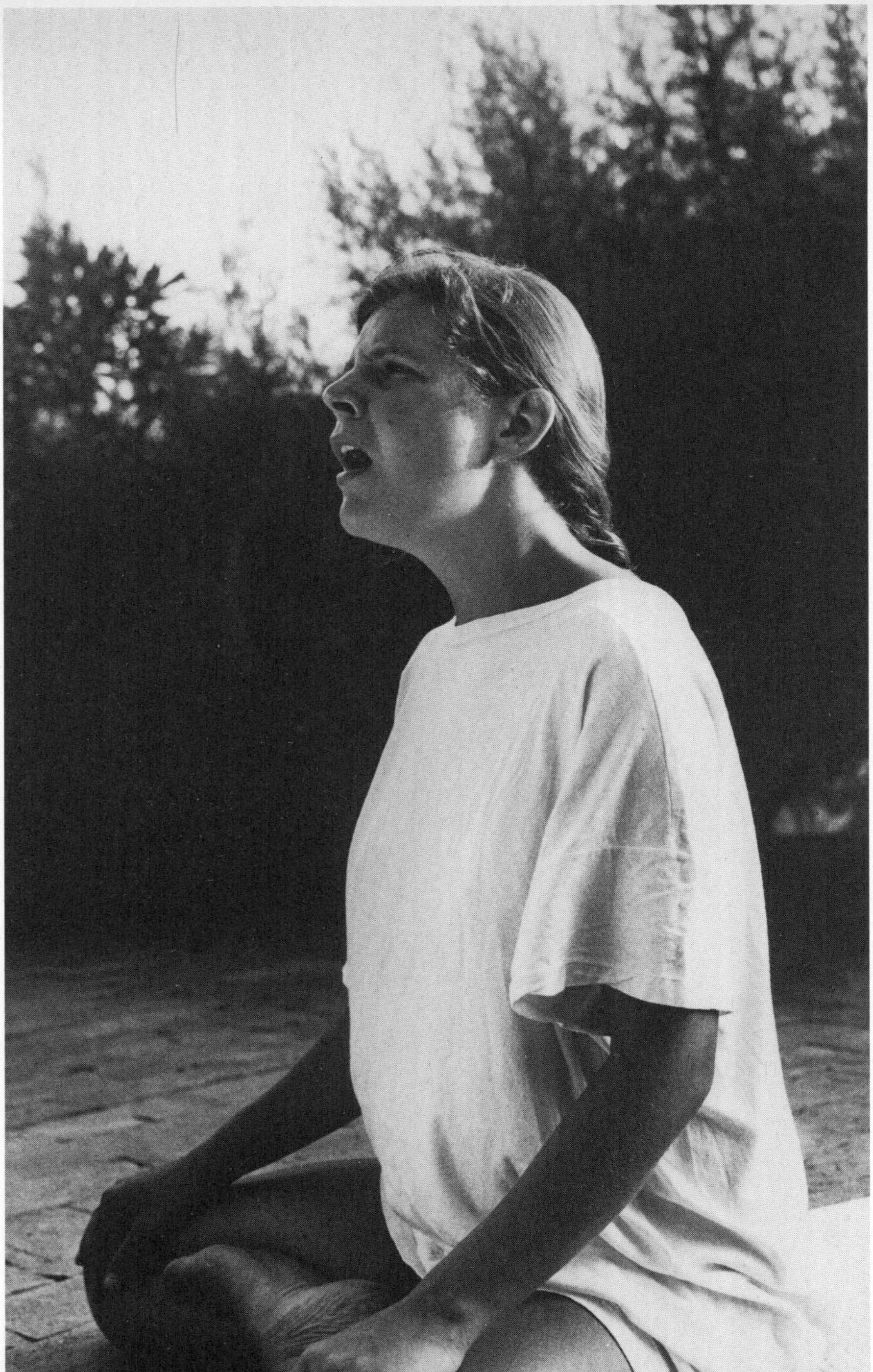

Auf diese Weise ...

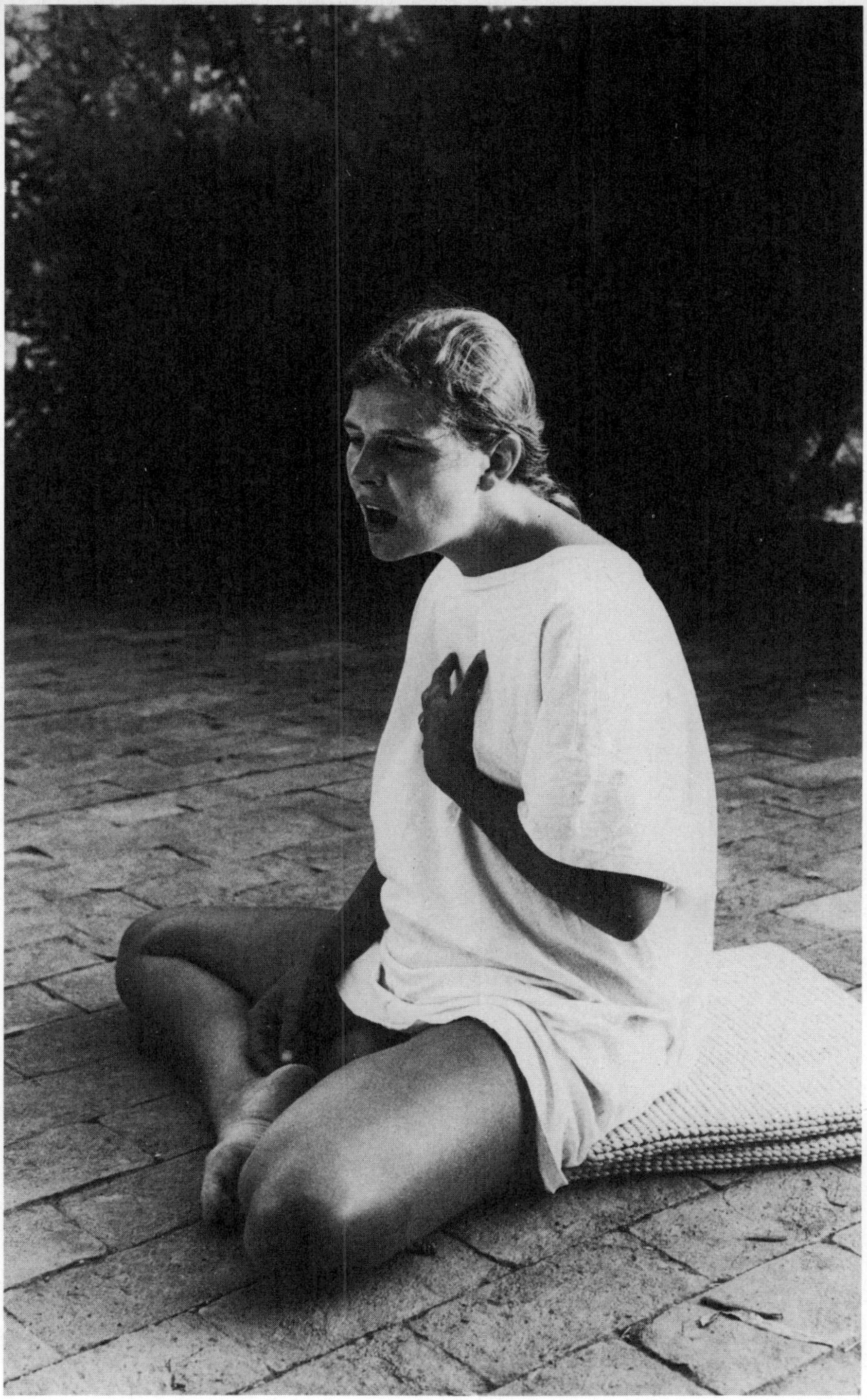

. . . gelangst du geradewegs dahin.

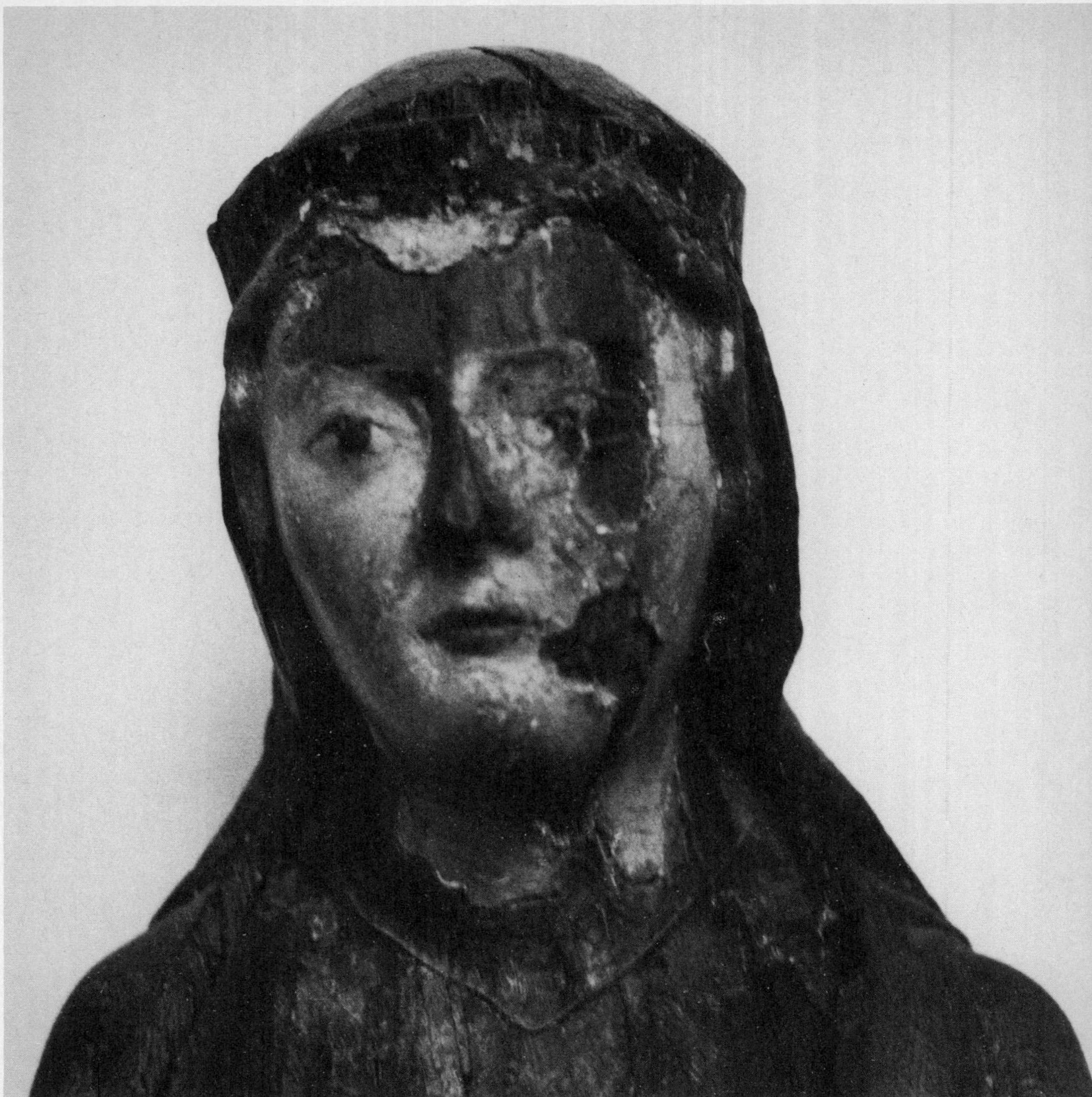

— Ginge es wenigstens nur um dich!
Aber dies unglücksschwere Gefühl,
das du von deiner Mutter geerbt,
die es von ihrer Mutter
und Großmutter übernommen hat,
warum soll noch ein Kind,
dein Kind,
den Berg von Not und Kummer
auf seinen Schultern tragen?
Es wird das »Jammertal« durchschreiten,
sich ewig schuldig fühlen für ein Leid,
das es dir in deiner schweren Stunde
zugefügt zu haben glaubt,
wo es doch nur an dir gelegen hätte,
dich von dem Erbe zu befreien
und Leid in Freude zu verwandeln.

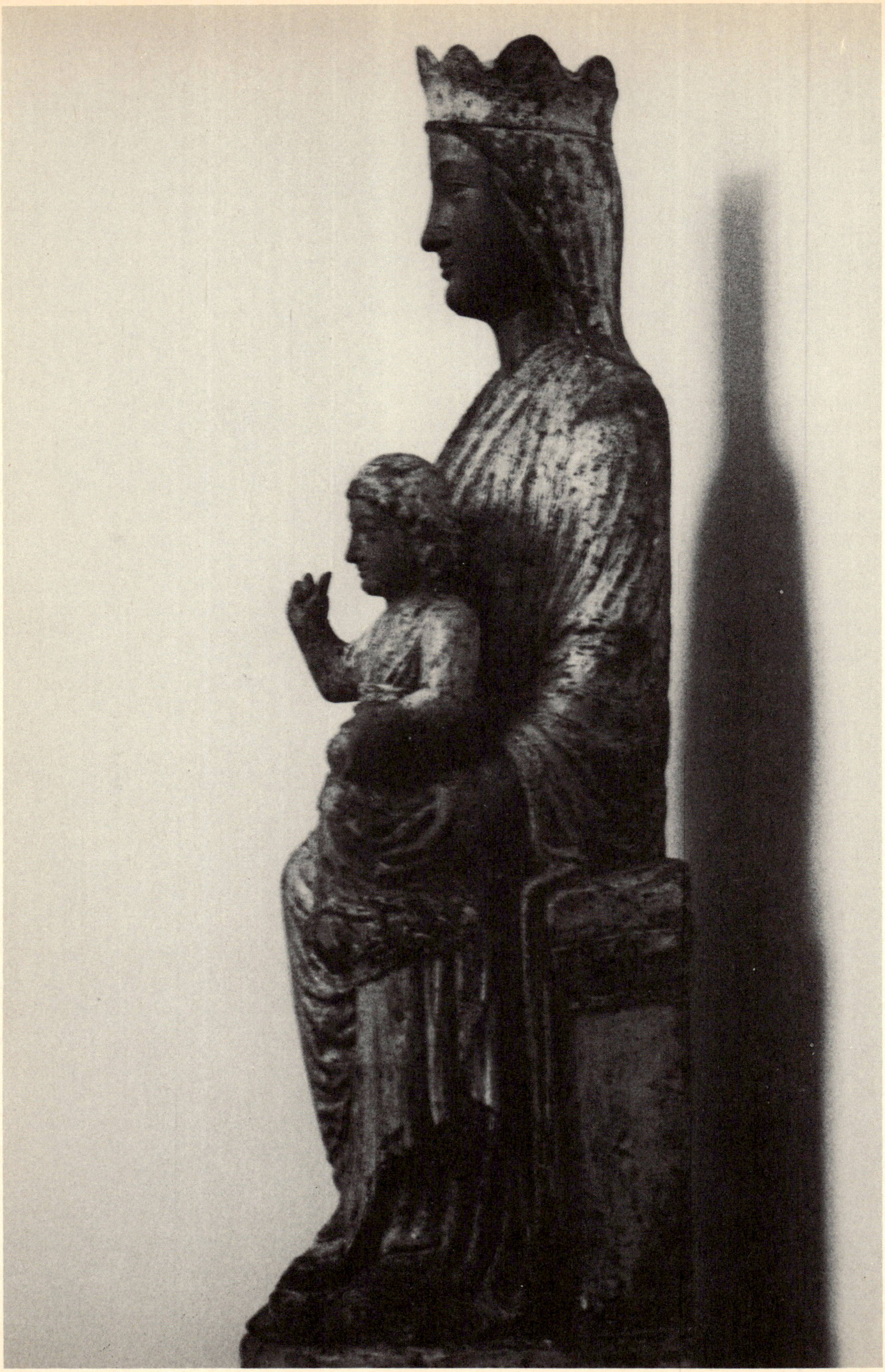

— Nein,
so soll es nicht mehr sein!
Um deines Kindes willen
fasse Mut,
richte dich wieder auf!

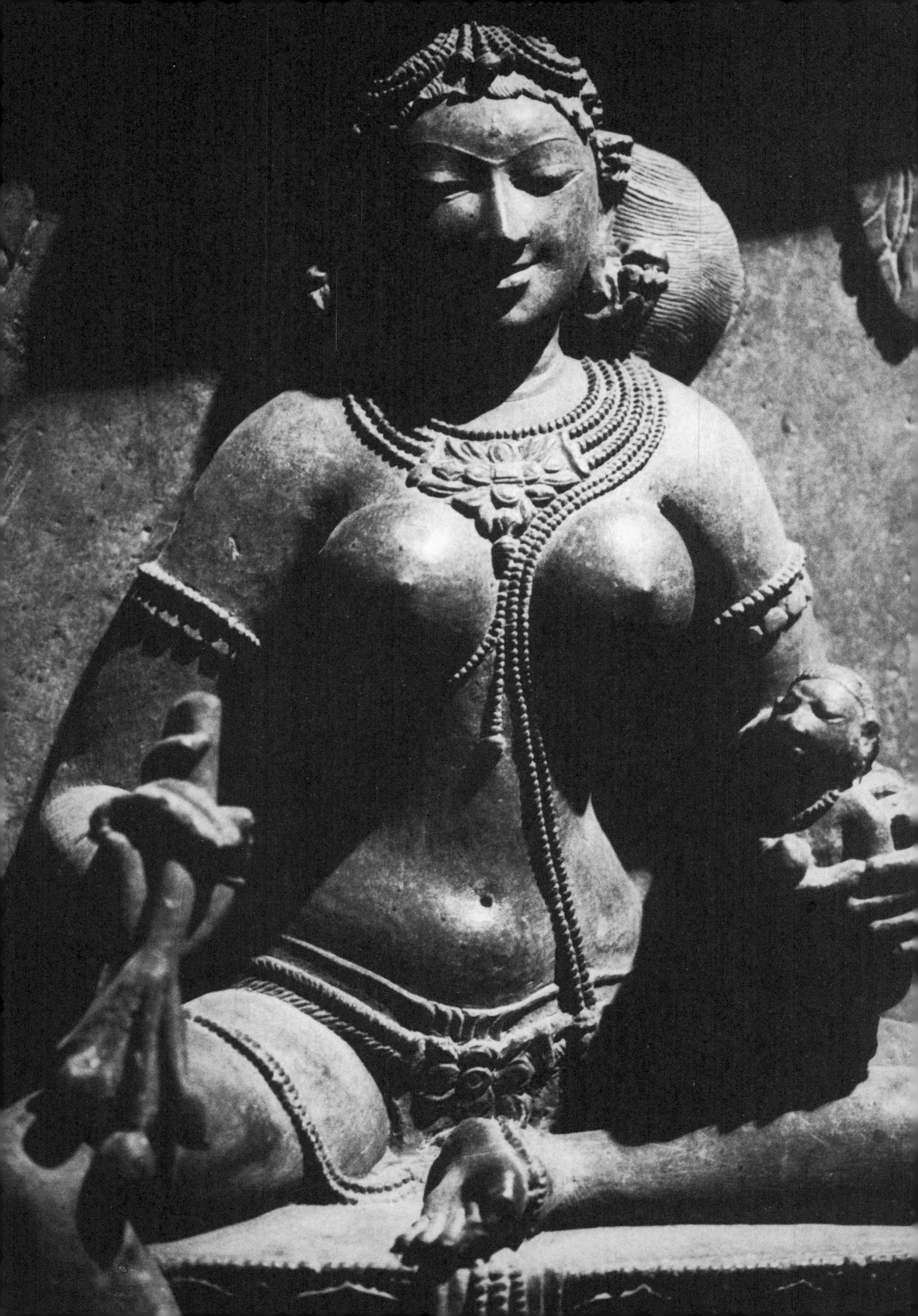

— Sieh das Lächeln
aus Kraft und Licht,
öffne dich, dich selbst dafür!

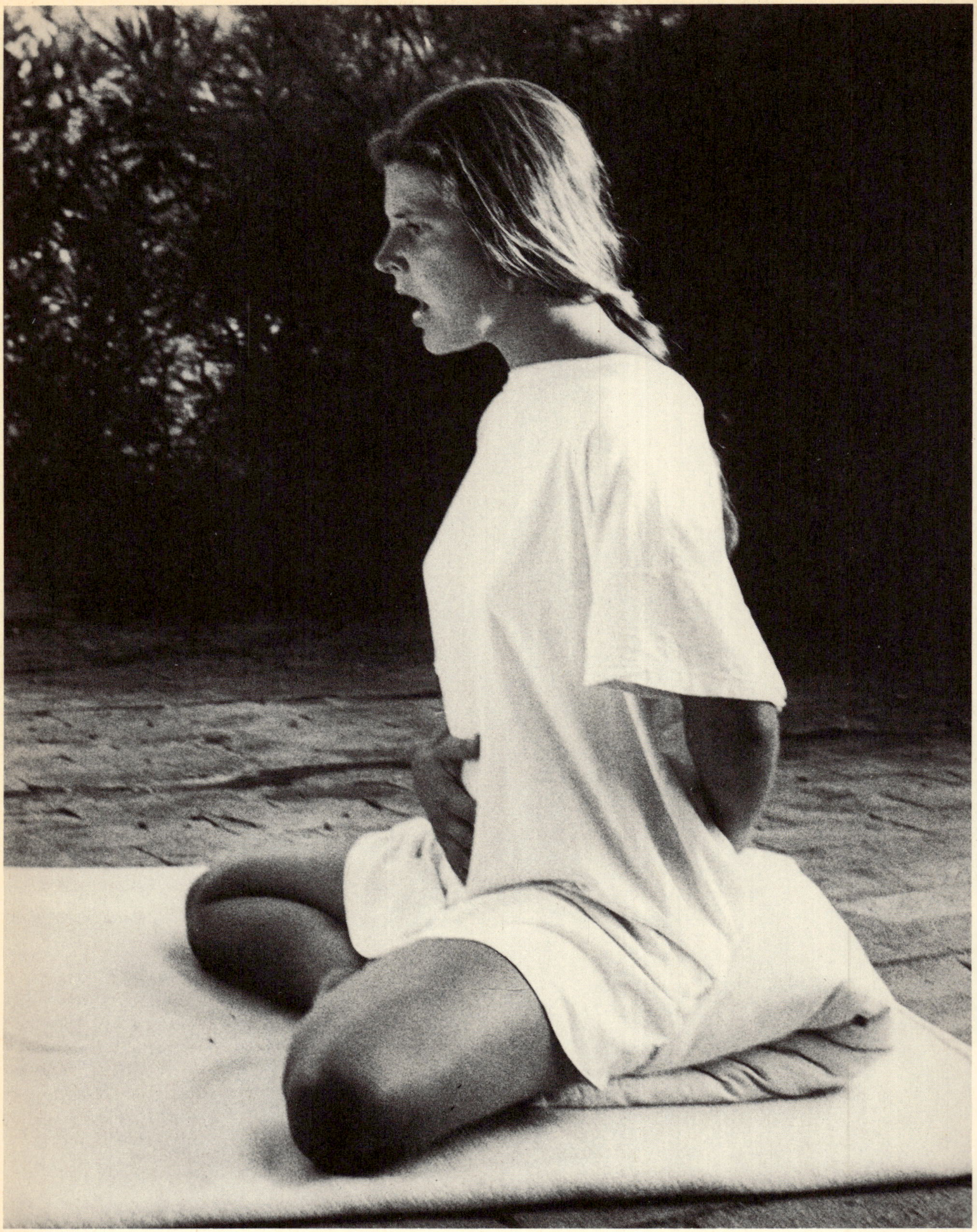

— Befreie deinen Atem,
laß dich in Freude gebären.
Wähl den andern Weg!

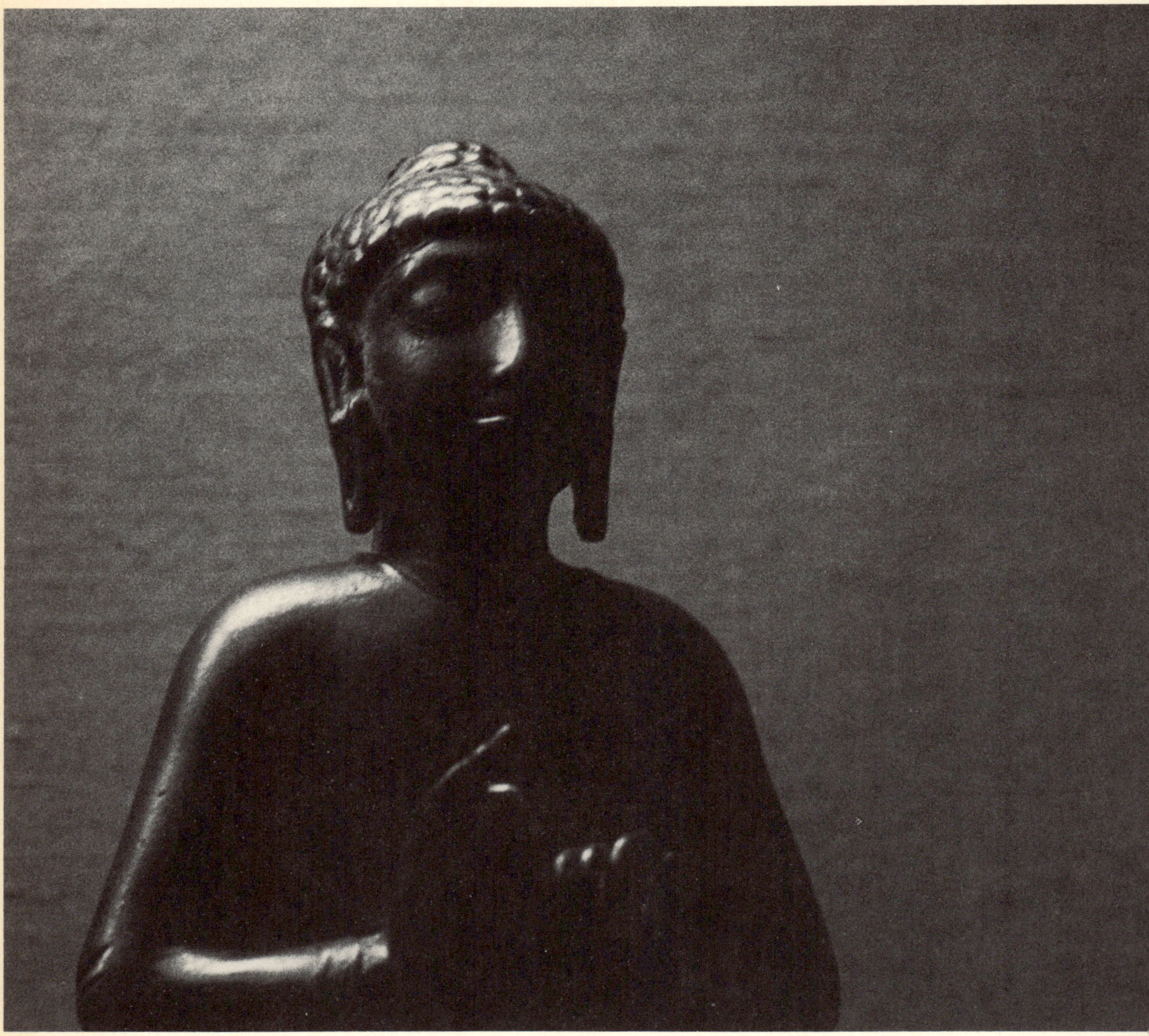

9

Kunst des Sitzens
Kunst des Atems

»Wenn Atem beherrscht wird,
ist er sanft,
leicht wie der Seufzer eines Kindes,
zart und bebend wie ein Liebesgeständnis,
bald sehnsüchtig wie der Flötenton,
bald schnell und kraftvoll
wie der einschlagende Blitz.«

— Nun hab ich dir alles gesagt und alles gegeben von dem,
was sich sagen und geben läßt.
Du weißt jetzt alles,
was du vom Atem wissen mußt.
Du kennst das Geheimnis vom Ausatem,
der langsam und sanft aus deiner Tiefe kommt,
gleichmäßig fließt er, langer Atem,
vom Anfang bis Ende gestützt,
und gibt sich, verkörpert sich
durch einen Ton,
der bleibt, was er ist, bis er verklingt.
Dann hast du dich leer gefunden.
Anstatt zu fliehen, hast du die Leere angenommen,
hast dich hineingegeben, sie gekostet und erlebt,
bis du aus ihr heraus
allmählichen Einatem kommen fühltest,
der aus sich selbst weit und mächtig wurde —
als Antwort und Gegengabe
dem Ausatem, der vorausgegangen war.

Und ein weiteres Geheimnis hast du kennengelernt,
Geduld.
Du kannst warten
ohne Gram und Furcht.
Du kannst verweilen ohne Angst,
ruhig und leer.

— Das alles ist das Gegenteil von dem, was man uns im Unterricht beibrachte!
Als ich »atmen lernte«, hieß es:
»Atmen Sie tief ein!
Noch mehr! Noch mehr!«
— Wirklich? Einatmen, Luft holen solltet ihr?
— Ja, die Luft tief einsaugen mit der Brust...
— Mit der Brust!
— Um das Kind nicht zu behindern.
— Das ist kaum zu glauben!
Meinst du, daß die Atmung,
die ich dich üben ließ,
dein Kind beeinträchtigt hat?
— Ganz im Gegenteil. Noch nie hab ich es so ruhig empfunden.
Mir ist, als könnte ich seine Zufriedenheit fühlen.
— So daß du zwischen Brustatmung und dem Atem,
der den Bauch bewegt,
nicht mehr zögern mußt?

— Gewiß nicht.
Was ich erlebt habe an Stille und Frieden,
das läßt sich nicht beschreiben.
Ruhige Kraft, die aus dem tiefsten Innern steigt,
ohne Zutun, einfach, natürlich.
Im Gegensatz dazu hab ich mich unglaublich angestrengt
bei dem tiefen Atemholen, zu dem wir angewiesen wurden.
Nach ein paar Atemzügen waren wir alle oft so erschöpft, daß
wir ausruhen mußten.
— Und mit mir hattest du diesen Eindruck nie?
— Anstrengung? Nein, Freude!
Es ist ein solches Glücksgefühl in diesem Singen, das so lang-
sam und ruhig in einem erwacht,
daß man gar nicht mehr aufhören möchte.
Ich glaube, man könnte stundenlang so weitersingen.
Wogegen mir in unserem Atemunterricht — »Einatem-
unterricht« —
oft richtig schwindlig wurde.
Es war ein Alptraum.
Und meine Freundinnen empfanden es genauso,
im Kurs und auch während der Geburt.
Wenn sie sich nur ein bißchen in die Länge zog,
wurden sie von diesem Atmen müde und gaben auf.
— Um sich dann wehrlos dem Sturm ausgeliefert zu sehen?
Siehst du, es ist eben ein tiefes Geheimnis,
diese Kunst des Tönens.

Wie irreführend ist es, von Sauerstoff, Lunge und Zwerchfell zu sprechen.
Genügt es denn dem Dichter, herumzurennen, um seine Inspiration zu vertiefen?
Du mußt in einen Rhythmus finden,
dann verwandelt sich dein Bewußtseinsfeld,
und du gewinnst Zutritt zu einer andern Dimension.
Den Rhythmus findest du, indem du mit dem Gegenteil von dem beginnst, was du gewohnt bist.
Du atmest aus, anstatt einzuatmen.
Daß der Ausatem die aktive und wesentliche Zeit der Atmung ist,
das haben die traditionellen Schulen des Ostens schon immer gewußt und gelehrt.
In den Kriegskünsten liegt kein anderes Geheimnis als dies, sich mit dem Atem bewegen.
Und was anderes lehren die Zen-Meister als den langsamen Ausatem,
der gleichmäßig aus dem Unterbauch strömt?
»Ki« und »Prana« sind nicht bloß Sauerstoff.
Und der Atem ist weit mehr als Atemholen.
Im rhythmischen Atmen wirst du eins mit dem Einklang umfassender Schwingung.
Zugang zu einer anderen Welt.
Du steigst in einen mächtigen Fluß,
und aufgenommen von seinem Wasser,
fühlst du dich getragen,
fortgetragen vom großen Strom.

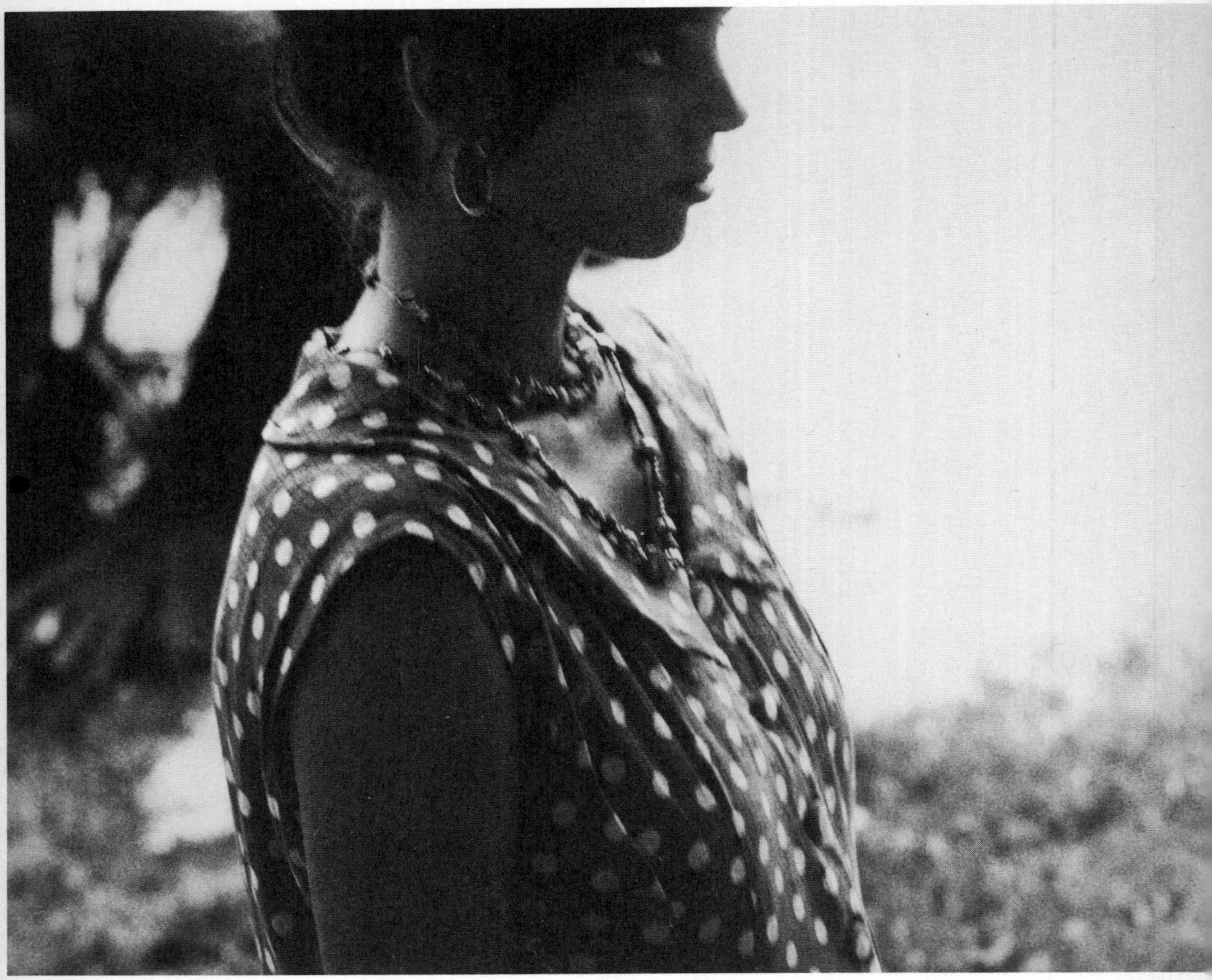

— Ich möchte dich noch etwas fragen.
— Ja, frag nur.
— Ich glaube, ich beginne das alles zu erspüren, zu erleben. Ich habe diese neue Atmung in mir wahrgenommen, ja, ich hab sie erfahren. Aber ...
— Aber was?
— Was soll ich konkret machen, wenn das Kind kommt? Ich meine, wie wende ich dann diesen Ton, diesen Atem an?

— Gut, daß du fragst.
Was sollen leere Worte.
Alles Reden ist wertlos, wenn es sich nicht im Tun bewährt.
Aber bevor ich dir sage, wie du atmen wirst,
will ich dir ein Gleichnis erzählen,
in dem der tiefe Sinn dieser Atmung verborgen ist.
Denn, vergiß das nie, es geht nicht um Übungen,
um Gymnastik,
sondern um das Einüben einer Kunst.
Ich hab es zwar schon in einem anderen Buch* erwähnt, aber
man kann es sich nicht genug wiederholen und einprägen:
die Entbindung ist wie das Durchziehen eines Sturmes.
Überflutung, Taifun, Tornado,
damit sind wir der Wahrheit noch näher.
Bis jetzt hat man von Arbeit und Schmerzen gesprochen, von
Dehnungen und Kontraktionen.
Laß diese Sprache.
Worte sind belastet, das weißt du.
Und diese hier, die nach Eingeweiden riechen,
die beladen sind von Leid und Elend,
wie sollen sie die große Erfahrung von Freude und Glück
beschreiben können?
Laß uns lieber von Wellen sprechen.

* Das Fest der Geburt

Diese Empfindungen, die »Kontraktionen«, die kommen und sich beruhigen,
um wiederzukommen, stärker und länger zu werden,
sind sie nicht wie die See, die hoch- und niedergeht,
den Sturm ankündigend?
Du aber wirst vom Unwetter überrascht.
Was wirst du tun?
Du stellst dich ihm und bleibst ganz ruhig.
Oder aber du verlierst den Kopf und fliehst.
Von der Höhe der Wellen erschreckt,
verläßt du in panischer Angst das Deck.
Rennst in deine Kabine, um dich zu verstecken.
Du willst nichts wissen vom Gewitter.
Du schließt die Luken, stopfst dir Watte in die Ohren und
fängst an, lauter als der Wind zu heulen.
Dein armes Schiff, vom Kapitän verlassen, wie sollte es nicht
direkt auf eine Klippe fahren, um zu scheitern?
Laß das nicht geschehen.
Bleib Herr deiner selbst, stelle dich.
Dann bleibst du auf Deck, gibst die notwendigen Anweisungen,
ziehst die Segel ein, läßt nur stehen, was es braucht, um den Kurs nicht zu verlieren.
Bald sind die Wellen hoch wie Berge.
Ihr Übermaß beeindruckt dich.
Aber du spürst, wie berauschend die Kraft des Windes ist.
Mit lauerndem Auge, leidenschaftlich aufmerksam, die eine Hand leicht und wach am Ruder,
so bemerkst du selbst den geringsten Impuls des Windes,
um ihm sofort zu begegnen.

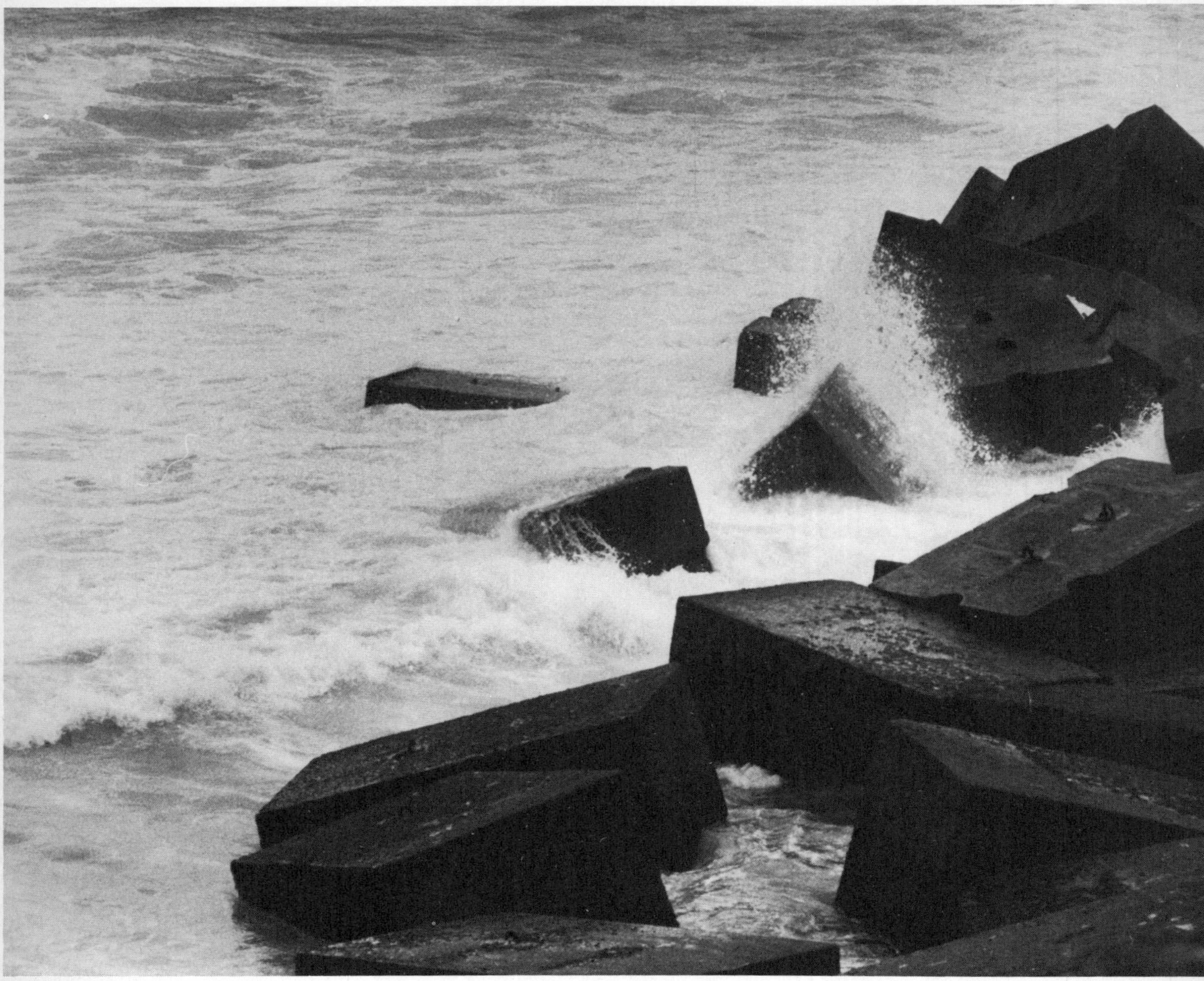

— Ich bin schon gesegelt.
Ich kenne den Sturm, ich bin ihm begegnet.
Was du sagst, hab ich erlebt,
ich verstehe es.
Und wenn ich es recht verstehe,
wenn ich zwischen den Zeilen zu lesen vermag,
dann sind in diesem Geburtsorkan
Wind und Segel nichts anderes als
mein Atem?

— So ist es.
— Der Mast mit den Tauen,
dies ganze Gerüst,
das ist mein Rücken, meine Wirbelsäule?
— Ja, du hast mich verstanden.
Und dein Kompaß?
— Kompaß?
— Ist der Ton.
Woran dich halten in dieser schreienden, verrückten Dunkelheit?
Der Ton wird deine einzige Hilfe sein,
er ist dein Führer, dein Ruder, dein Leuchtturm.
— Ich habe den Eindruck, die Gischt auf meinen Lippen zu schmecken,
deine Worte sind mir wie ein berauschender Wein.
Und ich brenne darauf, dem Sturm zu begegnen.
— Ich weiß und hab von dir nichts anderes erwartet.
Aber, merk es dir,
die entfesselte Brandung ist fürchterlich.
Sie läßt die Tapfersten erzittern.
Darum ist es wichtig, daß du weißt, was dich erwartet.
Die armen Frauen tun mir leid,
die sich von Illusionen nähren ließen.
Schnell werden Worte mißverstanden,
besonders von denen, die sie nicht hören wollen.
»Entbindung ohne Schmerz«; »Geburt ohne Gewalt« — wieviele Frauen wollten es so verstehen, daß sie ihr Kind zur Welt bringen könnten, ohne etwas zu empfinden.
Man ging so weit, vom sanften Gebären zu reden.

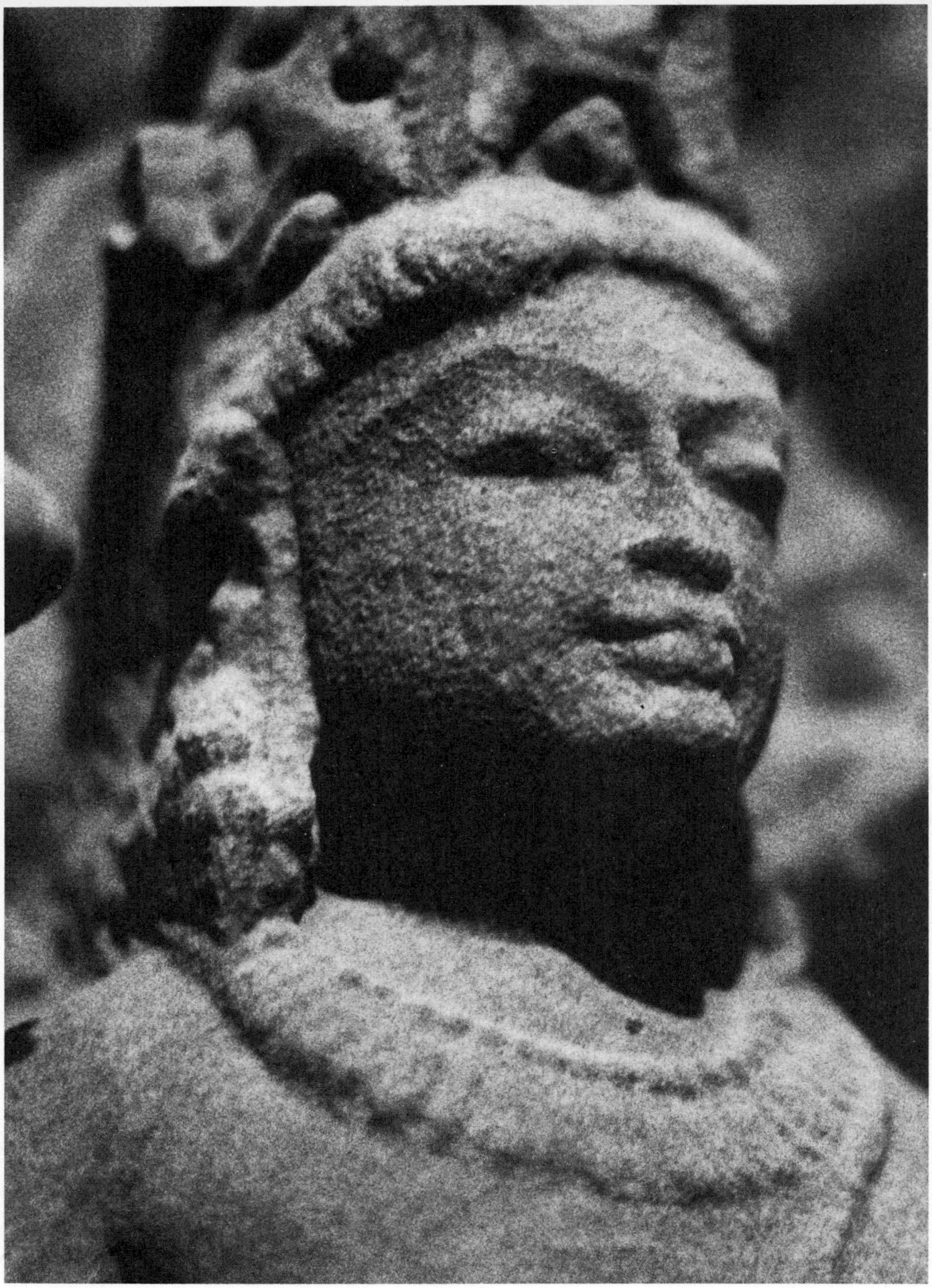

Als ob ein Erdbeben sanft sein könnte!
Nein, es ist besser, der Wahrheit ins Gesicht zu schauen.
Geburt ist Umbruch.
So tiefgreifend wie den Tod antreffen.
— Tod?
— Dem Leben in seiner Unermeßlichkeit begegnen,
von Angesicht zu Angesicht,
das ist erschreckend.
Und die Geburt, ja, sie ist auch wie ein Tod.
Und wie Auferstehung.
Sie ist eine Initiation,
Einweihung und Prüfung auf Leben und Tod.
Du wirst auf die Probe gestellt wie der Stahl.
Und du gehst daraus hervor, wie er, gestählt.
Anders, unzerstörbar, nicht zu besiegen.
Wundere dich doch nicht,
daß darin auch das Erschreckende enthalten ist.
Wie in allem, was groß und edel ist.

— Und jetzt, laß uns zur Kernfrage kommen,
wie, im einzelnen gesehen, du dich durch den Sturm
hindurchbewegst.

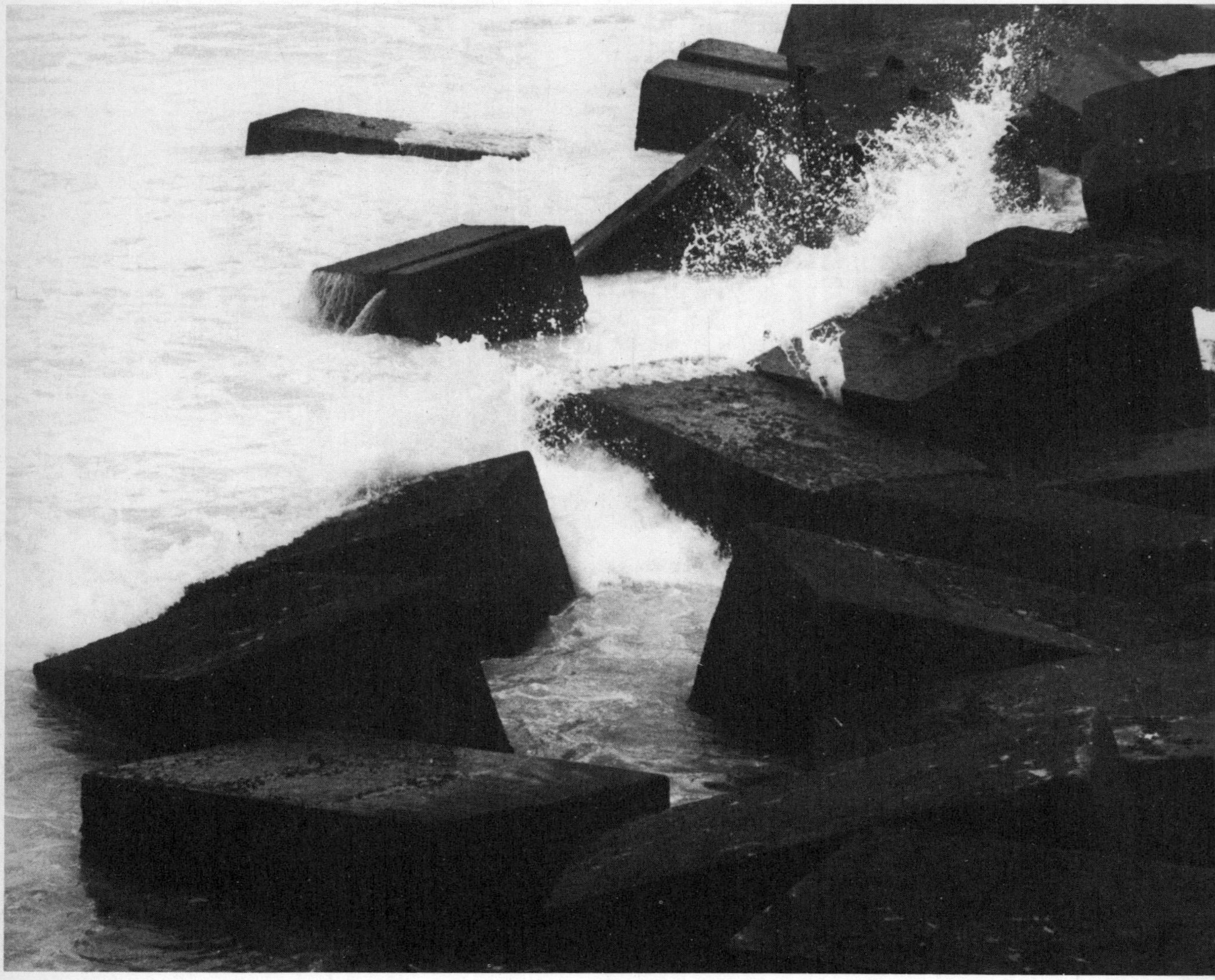

— Die Arbeit hat begonnen,
der Sturm hat sich erhoben.
Eine Kontraktion, eine Welle, rollt heran.
Eine nächste wird kommen, wieder und wieder.
— Dann werde ich mich konzentrieren?
— Was, konzentrieren willst du dich?
— Ja, ich konzentriere mich auf die Kontraktion.
Oder ist das nicht das Richtige?
— Nicht ganz.
Sich konzentrieren bewirkt eine Spaltung
zwischen dem Beobachter und dem Objekt, das er betrachtet.
Dadurch bleibt es klein und begrenzt.
Was hier aber nottut, ist sich öffnen.
Nicht die Kontraktion betrachten,
indem du noch getrennt von ihr bleibst,
sondern selbst zur Welle werden,
fließend dich überfluten lassen.
Dann erweitert sich dein Bewußtseinsfeld,
und du berührst
jenseits der Kontraktion, nein, durch sie hindurch,
eine ganz andere Dimension.
Wer sich auf die Wehe konzentriert, flieht zwar nicht in die Kabine, sondern bleibt auf Deck,
aber wenn dein Blick sich stur fixiert aufs Ruder,
wirst du den Sturm in seiner Unermeßlichkeit
nicht durchleben und umarmen können.

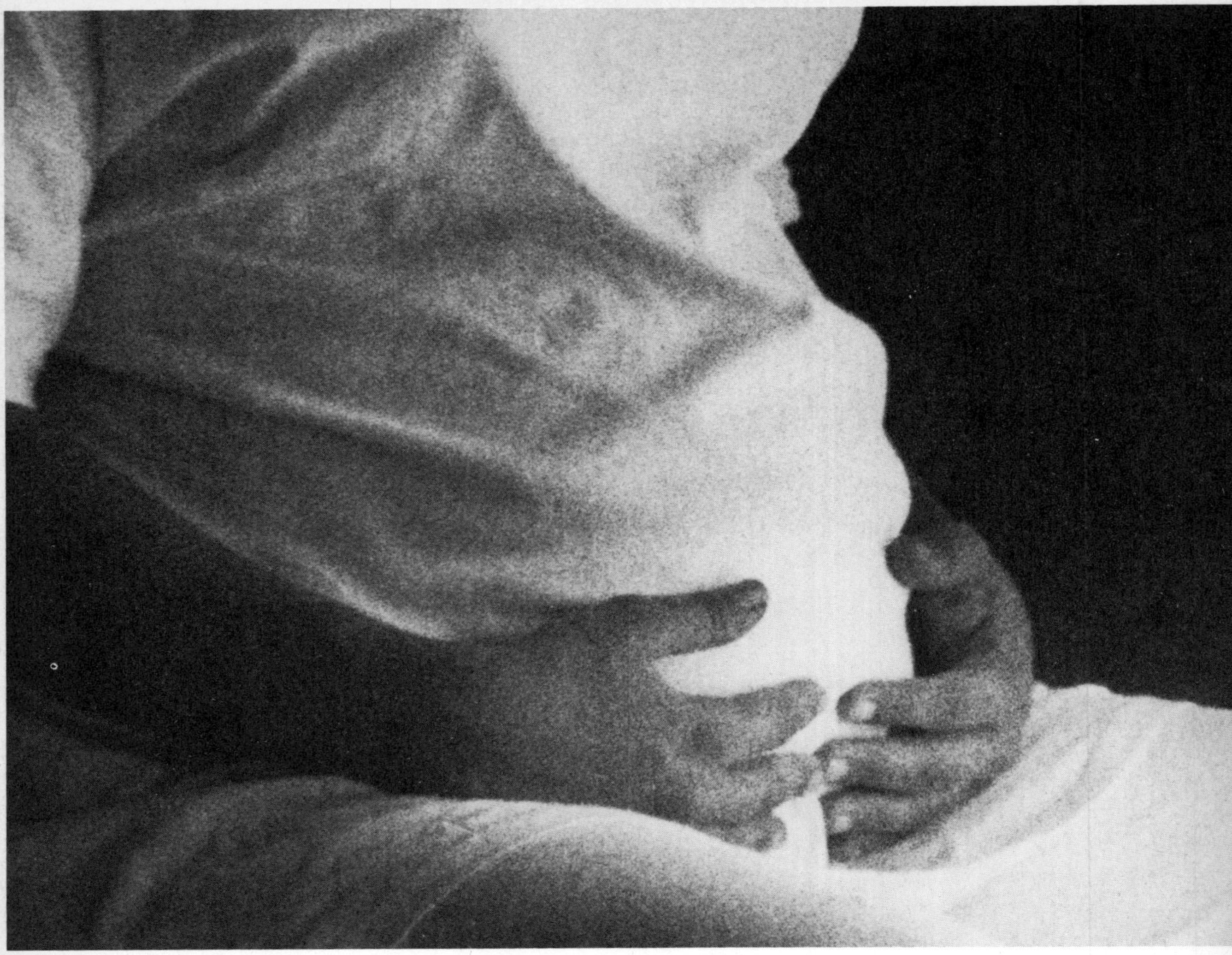

Hat also der Sturm begonnen,
wirst du weder fliehen noch dich konzentrieren,
du folgst der Wehe, einer Welle gleich,
folgst ihr und fühlst dich ganz in sie hinein.
Wie du geübt hast, legst du die Hände auf deinen Bauch.
Unter deinen wachsamen Fingern fühlst du,
wie dein Bauch sich zusammenzieht,
wie er einschrumpft, hart und klein wird,
während deine Hände einander immer näher kommen.
Du folgst dieser Bewegung
mit deinem Ausatem.

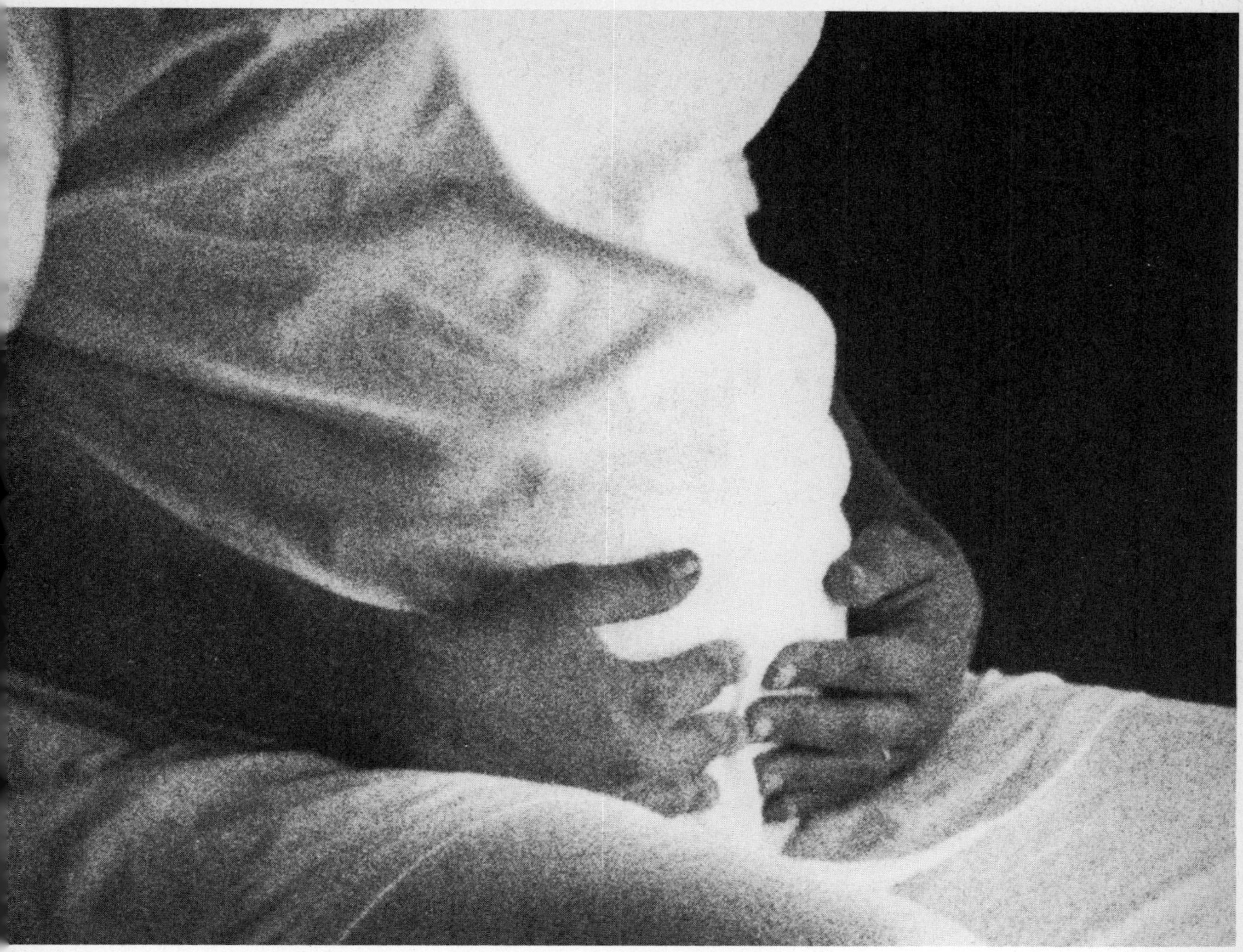

So, jetzt ist er hart, dein Bauch.
Deine Hände sind nah beieinander,
so daß die Fingerspitzen sich berühren.
Du bist auf dem Höhepunkt der Kontraktion.
Aber auch am Ende deines Ausatems angelangt,
im tiefsten Wellental.
Leer bist du.
Jetzt, hier,
wird sich deine Meisterschaft erweisen,
in diesem Augenblick wirst du die Frucht
deiner langen und geduldigen Arbeit am Atem ernten.

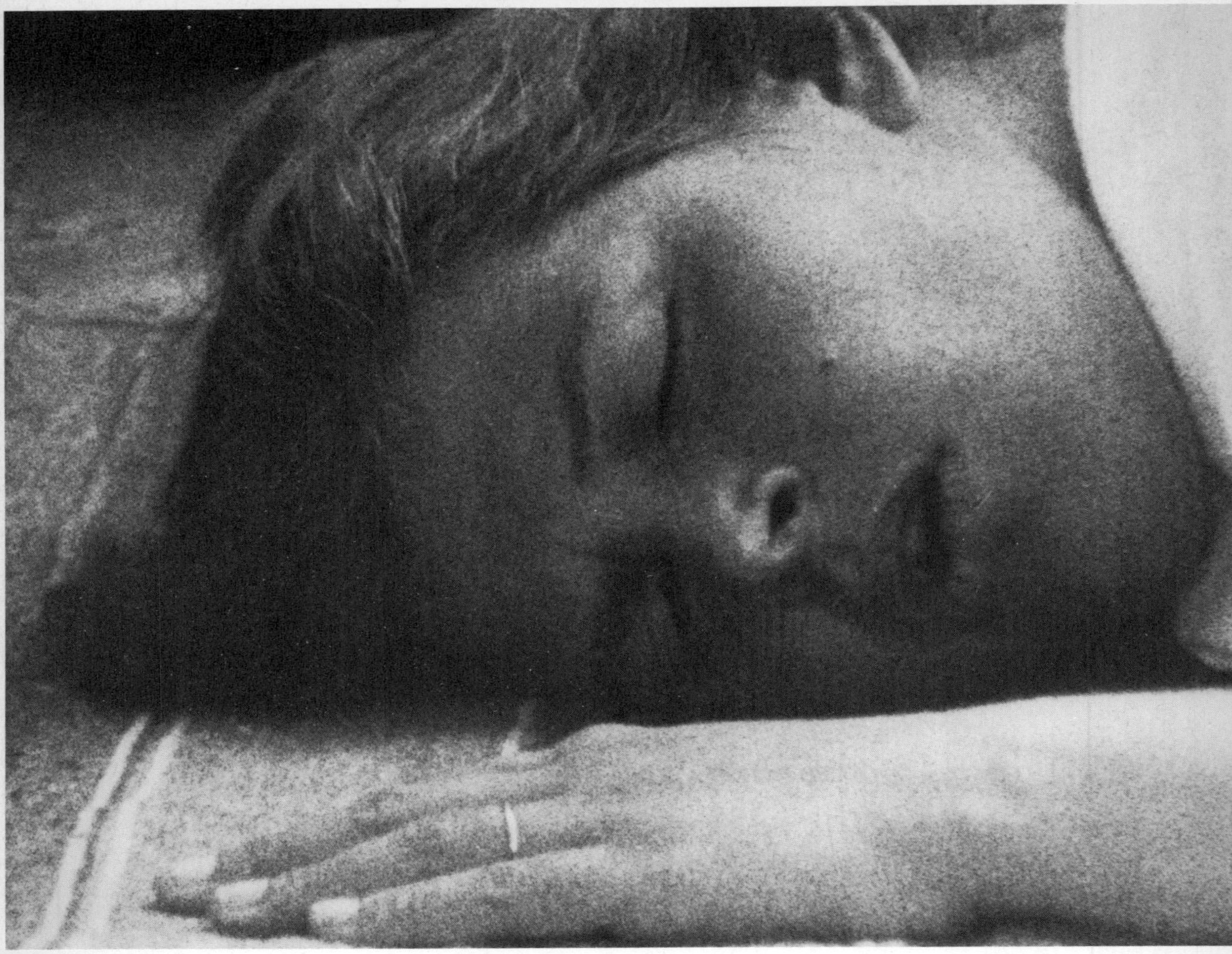

— Leer!
Unter deinen Füßen hat sich ein entsetzlicher Abgrund aufgetan.
Du fühlst dich gestoßen, gestürzt, verschlungen und aufgesaugt, du wirst vernichtet im Ozean.
Diese Leere und Untiefe —
du kennst sie, Gott sei Dank,
hast sie so oft in deinem Singen erlebt.
Du hast es gelernt, leer zu sein,
unerschütterlich am Ende deines Ausatems.
So daß du auch jetzt nicht in Panik gerätst,
sondern gleichmütig bleibst,
leer bleibst du.
Du wartest.

Hättest du dieses Nichts nicht schon so oft erlebt,
halb von Sinnen es ausgehalten,
es gekostet und genossen,
dann hättest du wohl der Versuchung nachgegeben:
überstürzt hättest du eingeatmet, Luft geholt,
um sie alsbald wieder auszustoßen, laut und brutal.
Mit einem Schrei.
Der Schrei erleichtert. Ja, in einem gewissen Maß, denn er ist
Ausatem.
Aber die Luft hast du mit der Brust eingezogen
und zur falschen Zeit.
Mit der Brust: natürlich, du konntest nicht anders,
dein Bauch war ja noch ganz in der Kontraktion gefangen.
Und zur Unzeit, denn mit dem Schrei
hast du die Wehe weggeschrien,
hast »Nein« zu ihr gesagt, anstatt sie als die deine anzunehmen.
Anstatt mit ihr zu gehen,
mit ihrem Rhythmus einszuwerden,
bist du in den Kampf getreten
und schlägst dich gegen sie.
Verlorene Schlacht von vornherein!
Dann und darum wiederholst du den Schrei,
der dich so schlecht entlastet hat.
Indem du nun wieder und noch mehr Luft mit der Brust
einziehst, immer zur Unzeit!
Wie der Schwimmer, der vom Strudel gepackt wird,
so weißt auch du, daß du verloren bist:
Je mehr du kämpfst und schreist,
je mehr du dich gegen die Atemzeit bewegst,
um so mehr trennst du dich aus dem Rhythmus heraus.
Du kannst nur noch brüllen, bis zur Erschöpfung.

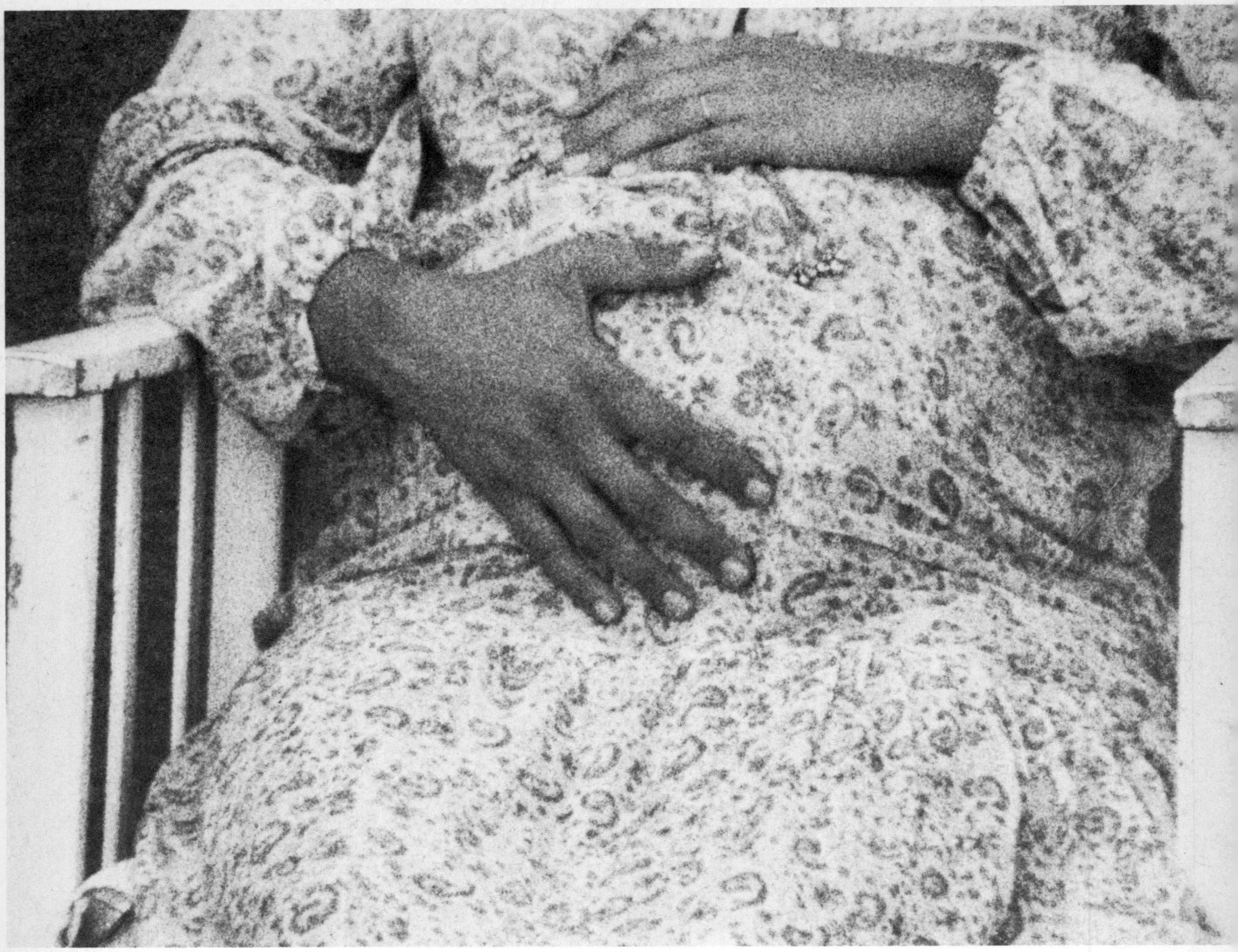

— Gut, daß es dir nicht so ergangen ist,
daß du nicht den Kopf verloren hast,
daß du nicht in die Falle gefallen bist.
Du hast dich nicht verwirren lassen durch die Leere,
durch das Nichts.
Du konntest darin verweilen,
unerschütterlich und wach
hast du das Ende der Welle erspäht,
den Augenblick, da sich dein Bauch entspannt.

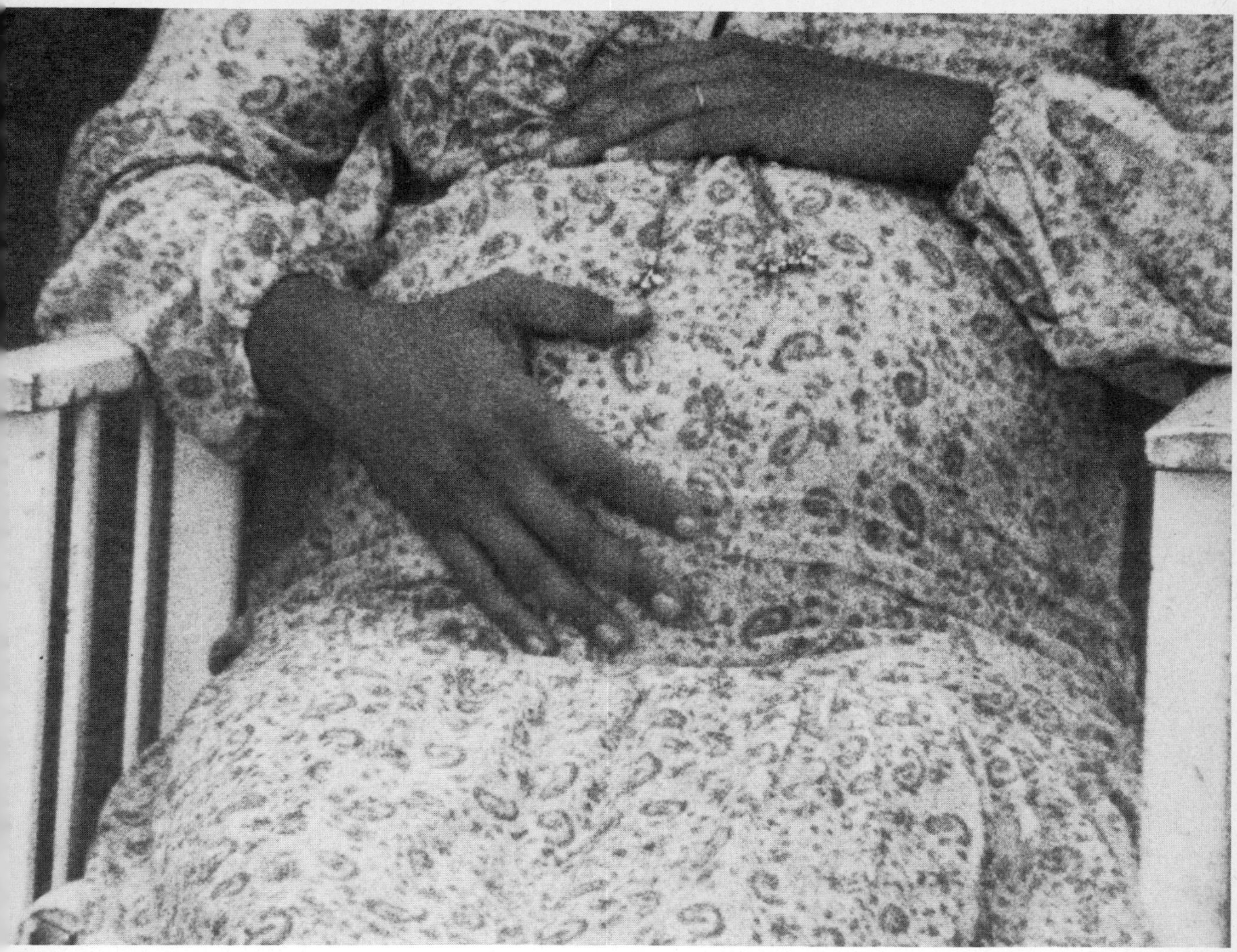

— Und dann, dann erst hast du die Zügel losgegeben,
dem Atem freien Lauf gelassen.
Jetzt, wo du fühlst, wie dein Bauch wieder locker und weit zu werden beginnt,
folgst du mit dem Einatem.
Nein, ich muß es anders sagen,
denn es geschieht ja ganz von selbst:
Im Loslassen fühlst du,
wie der neue Atem dich füllt und weitet,
wie er dich ausfüllt und unendlich überströmt.

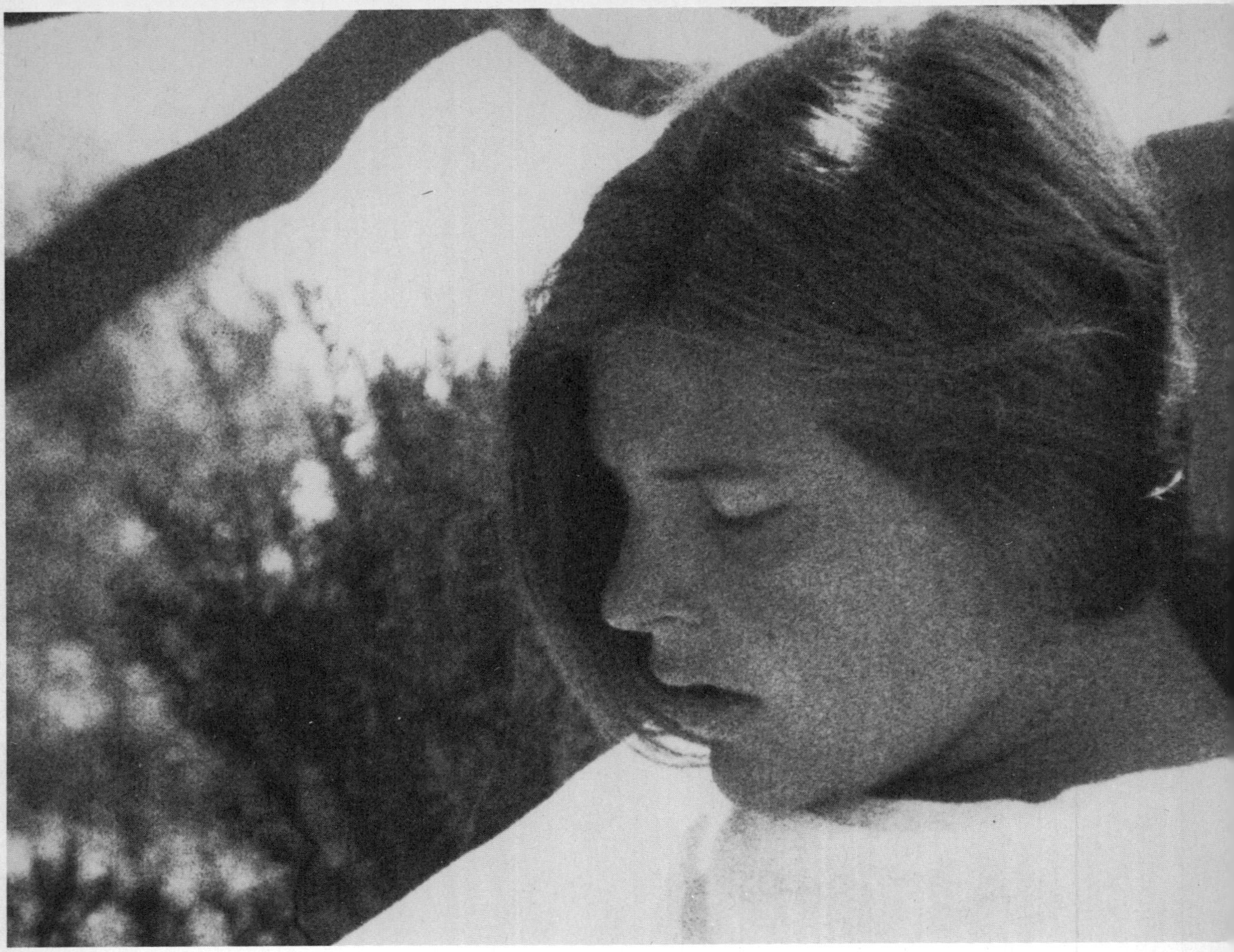

Aus tiefstem Abgrund
zum Gipfel der Freude.
Was hast du noch zu fürchten!
Wenn die nächste Welle kommt,
gehst du ihr schon entgegen,
steigst, tauchst wie trunken in sie hinein,
ausatmend
folgst du ihr,
indem du dich leer werden läßt,
und wie der Taucher auf dem Meeresgrund
bleibst du leer,
wartest mit dem Einatmen,
wartest auf den Einatem,
bis die Kontraktion beendet ist
und dein Bauch sich zu entspannen beginnt.

— Aber was soll ich tun,
wenn die Kontraktion eine Minute oder länger währt?
So lange kann ich doch nicht ohne Atem sein.
— Eine Kontraktion, die so lange dauert,
hat ihre Lösung nicht gefunden,
sie ist blockiert.
Wenn deine Atmung stimmt,
wird das nicht geschehen.
Jede Kontraktion löst sich mit dem Rhythmus deines Atems
auf.

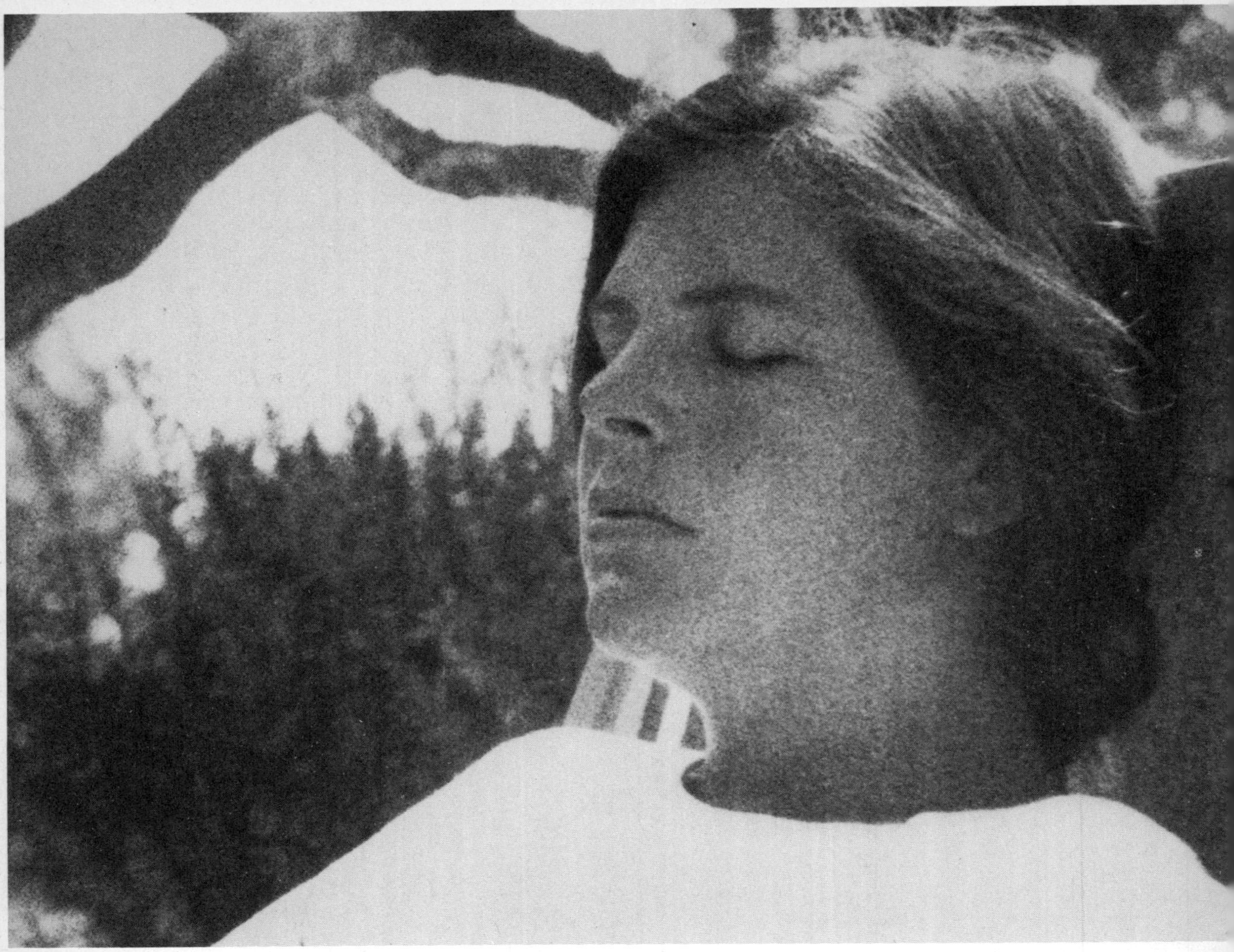

Und weißt du auch,
daß du eigentlich nichts getan hast?
Es hat sich getan.
Von sich aus, für dich, durch dich hindurch
ist es geschehen.
Wie von selbst.
Lang, sehr lange hast du dich bemüht,
um die Bewegung deines Bauches
zusammenzubringen, zusammenzuspüren
mit deinen Händen, mit deinem Atem.
Und dann,
plötzlich,
geschieht es von selbst.
Ein erhabener Rhythmus leitete den Tanz.
Und du, du mußtest ihm nur folgen,
dich hingeben und mitfühlen,
berauscht, entrückt.

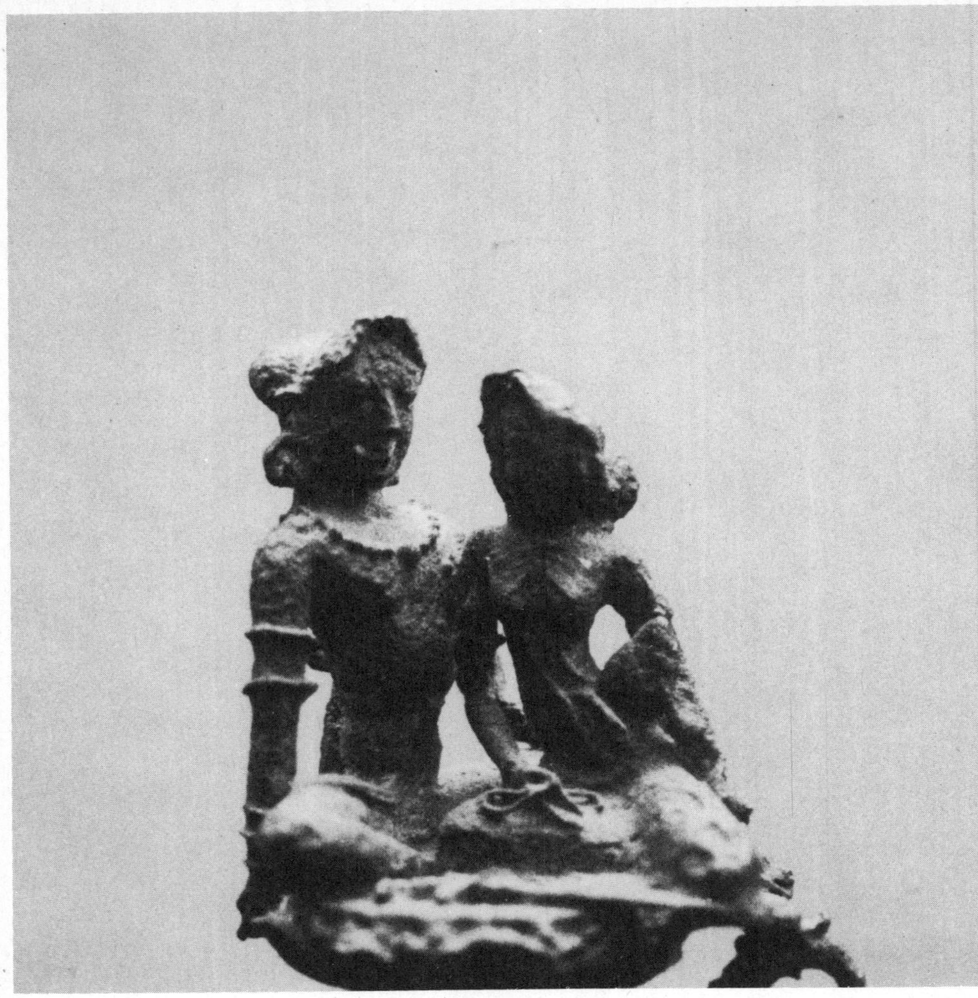

— Sieh diese Beiden hier,
weißt du, wer sie sind?
— Zwei Liebende.
— Ja, aber wer?
— Dante und Beatrice
oder Orpheus und Eurydike,
Shiva und Shakti,
Julia und Romeo vielleicht.
Aber was sollen ihre Namen.
Es sind Liebende.
— Du hast recht.
Was bedeuten Namen.
Zwei,
die sich nie verlassen,
die ohne einander nicht leben könnten.
Die beiden sind vereint,
so vereint, daß wenn einer unterginge,
der andere gleich folgen müßte,
aufhörte zu sein.
Ein solch vollkommenes Paar,
glaubst du, das gibt es in Wirklichkeit?
— Du meinst nicht in der Vergangenheit,
nicht in Legenden und Romanen?
Dann glaub ich nein, leider nein.

— Doch du irrst dich!
Denn es existiert, dieses Paar,
es lebt heute, hier sogar.
In Wahrheit lebt es überall.
Oder siehst du jemals das Warme ohne das Kalte,
das Lange ohne das Kurze,
Breites ohne Schmales, Kleines ohne Großes,
das Gute ohne das Böse?
Wohin auch immer du schaust,
zwei sind es,
immer, überall
zwei, die leiden und klagen, weil sie getrennt sind,
zwei, die nicht aufhören, einander zu folgen, sich zu verfolgen,
wie der Winter dem Sommer folgt
und der Tag der Nacht,
Tod dem Leben.
Und in dir selbst,
sind diese zwei nicht ständig in dir selbst?
Du atmest ein,
nur um sogleich wieder auszuatmen.
Du saugst Luft in dich hinein,
nur um sie gleich wieder wegzublasen.
Zwei, siehst du sie,
die zwei kostbaren Teile deiner selbst,
die nur ein Einziges sind,
dein Atem.
Zwei, die sich folgen und verfolgen,
die spielen und miteinander tanzen
auf unzählige Weisen.

— Wie das, auf unzählige Weisen?
— Wenn du lachst, so bist du im Ausatem.
Weinst oder schluchzst du, so tust du es im Einatem.
Aber es geht noch weiter:
je nachdem, ob es Tag oder Nacht ist,
wird Ein- oder Ausatem bald zum Mann, bald zur Frau,
zum Mann, der befiehlt, zur Frau, die gehorcht.
— Wie soll das möglich sein?

— Nun, wenn du wach bist, wenn das Bewußtsein regiert, wie
man sagt, so teilst du dich anderen mit, indem du sprichst,
lauter Ausatmungen, die aufeinanderfolgen,
unterbrochen nur durch ganz kurze Pausen,
die kaum zu bemerken sind.
Dein Atem scheint wie ein großer Fluß zu strömen,
ununterbrochen und unversiegbar.
Du wirst mir doch nicht widersprechen, du, Giacomella,
eine Frau?

Ist es aber Nacht,
so schläfst du.
Jetzt hat der Schlaf alles umgedreht, auf den Kopf gestellt.
Wer eben gehorchte, befiehlt jetzt.
Langes Einatmen, lang und tief,
so daß es zu hören ist,
mindestens ... wenn einer schnarcht!

Aber ein anderer Rhythmus ist es,
den du heute suchst,
mit Sehnsucht aufsuchst,
damit er dich finde
und dich am hellichten Tag
in Dunkelheit tauchen läßt,
verwundert, berauscht,
denn die unheilvolle Nacht
ist plötzlich sternenhell geschmückt.
Kein Sieger mehr, kein Besiegter,
aber zwei, die sich drehen und wirbeln,
um schließlich im feierlich langsamen Tanz
den Kreis zu vollenden.
Einatem, Ausatem,
gleich an Kraft und Dauer,
rufen einander und geben sich Antwort,
immer und immer wieder,
aufgebracht und wie verzweifelt
weigert sich jeder zu vergehen,
und hört nicht auf zu sterben,
um sogleich in Wirklichkeit
im anderen wiedergeboren zu sein.
Dies leise Gespräch, wie fernes Gemurmel,
doch leidenschaftlich waches Hin und Her,
dieser fesselnde Dialog,
der dich zittern und brennen läßt —
weißt du, was es ist?
Es ist das Beben der verliebten Erde
am Frühlingsmorgen,
es ist das Murmeln des Strandes,
der vom Ozean gestreichelt wird,
das Brausen des Sturzbaches,

ungestüm wie ein Liebhaber,
es ist das Getöse, bald zart und bald wütend verrückt,
das die ganze Schöpfung
zum Tönen gebracht,
es sind die Schluchzer und Seufzer,
die in dir aufsteigen in der Entbindung,
während das Leben dich bestürmt und überschwemmt,
dich selbst so unermeßlich werden läßt,
bis du die Unermeßlichkeit der Zeit
berührst und umfängst.

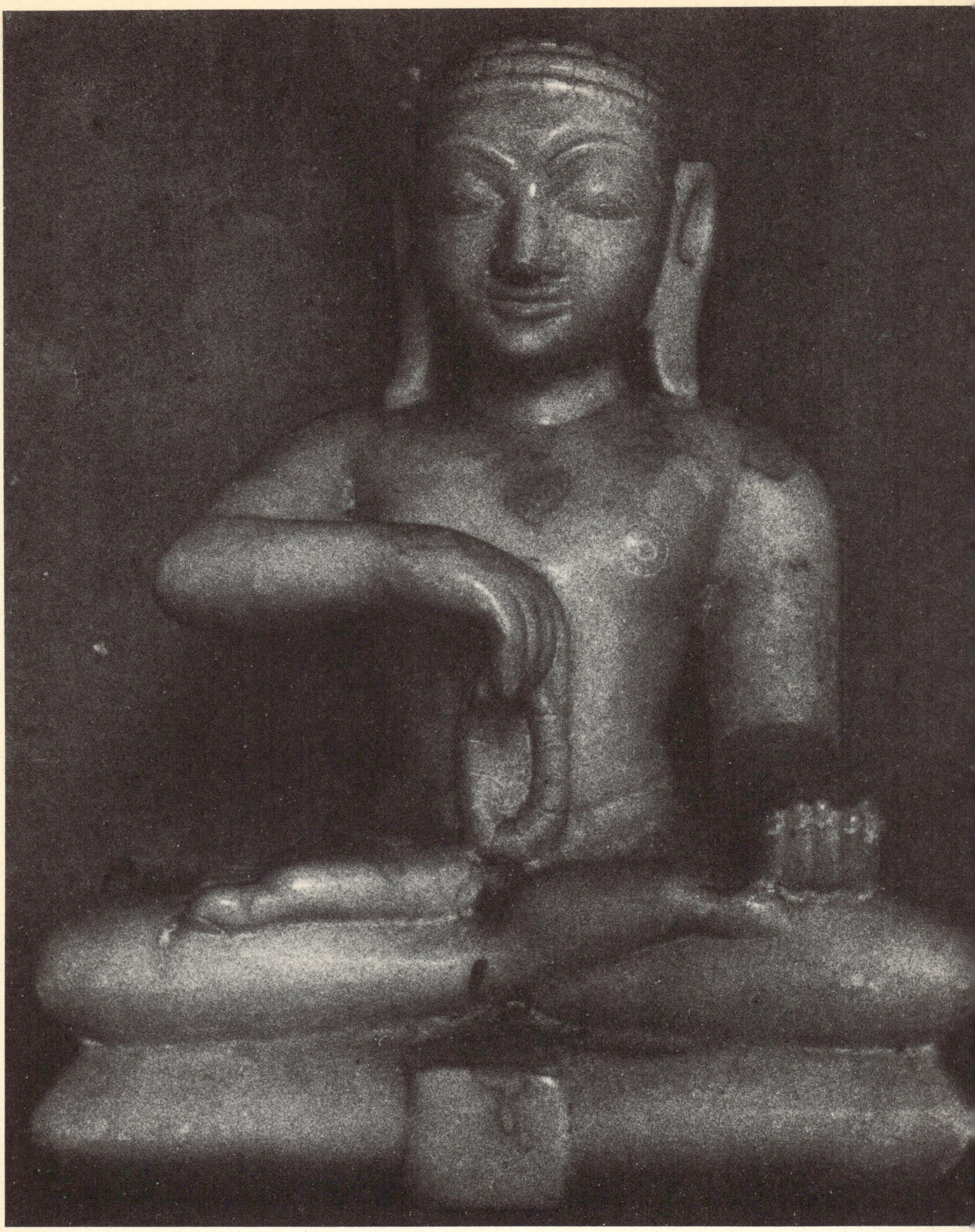

10

Den Hafen erreichen

»Bei Gott,
wühl das Wasser nicht auf,
du gehetzter Mensch,
bevor nicht die, die sich lieben,
ihren Durst gelöscht haben.«

Beduinisches Sprichwort

— Darf ich dich noch etwas fragen?
— Soviel du willst, natürlich.
— Nein. Nur eine Frage habe ich, eine allerletzte.
Was muß ich machen, wenn die letzte Phase der Entbindung kommt, das Pressen?
— Pressen ... das Kind hinauspressen?
— Ja, meine Freundinnen haben mir erzählt, daß man eben pressen muß, um das Kind hinauszubringen.
Es soll schrecklich sein, das Pressen,
ganz grauenhaft sogar.

— Grauenhaft?
Nein, im Gegenteil!
Es ist der Augenblick der höchsten Seligkeit,
so sollte es jedenfalls sein.
Aber ich fürchte, daß auch hier viel Verwirrung herrscht.
Was hat man euch denn beigebracht oder gelehrt?

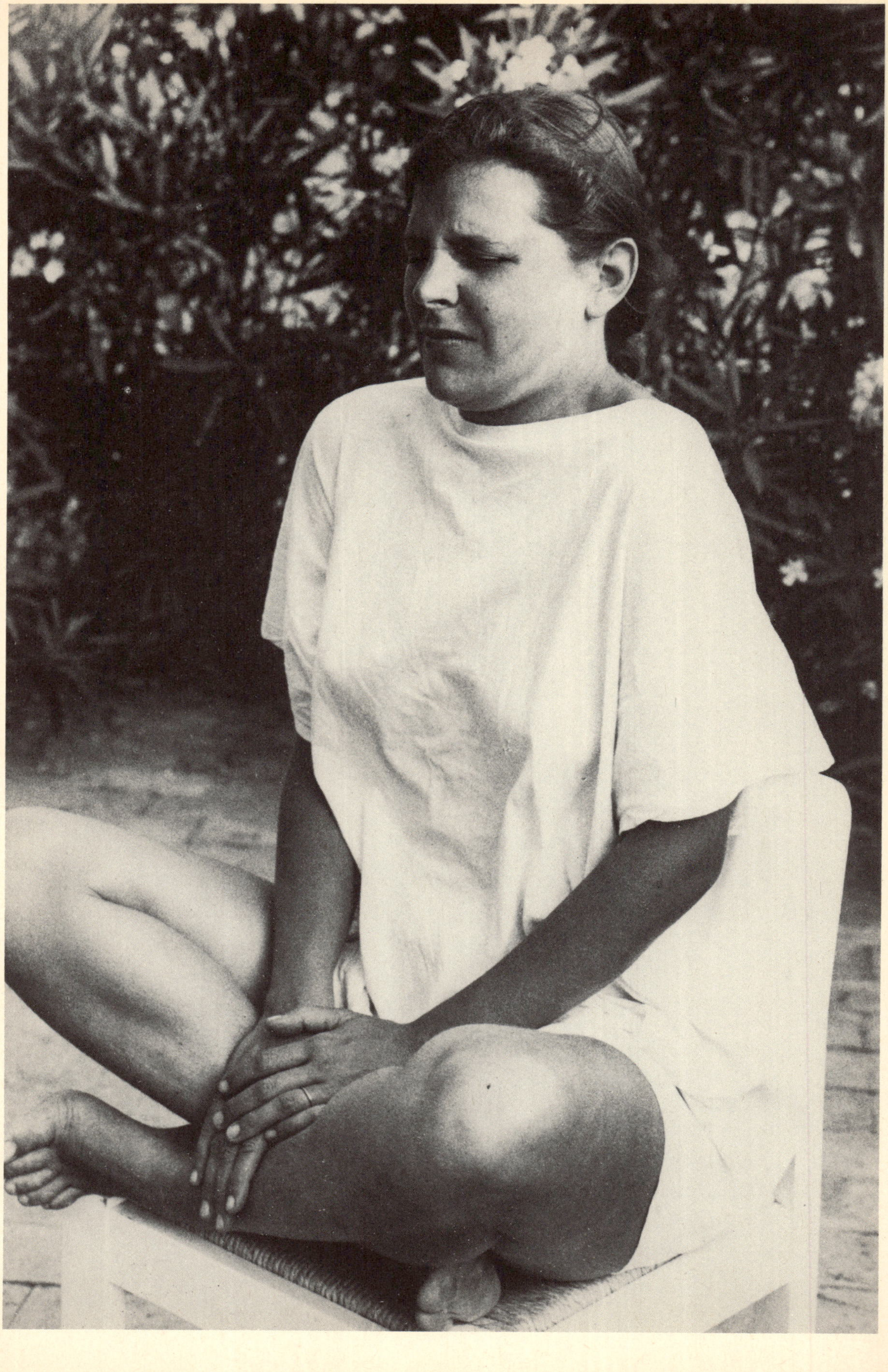

— Man sagte nur, um das Kind hinauszustoßen...
— Hinausstoßen?
— Ja sicher, das muß man doch oder nicht?
— Fahre fort. Wie, sagt man, soll das Kind »hinausgestoßen« werden?
— Indem man eben preßt...
— Preßt!
— Und dazu muß man ... gut Luft holen...
— Luft holen? Es wird immer besser.
— Ja, Luft holen.
Die Worte sind mir noch im Ohr:
»Atmen Sie tief ein! Holen Sie Luft, noch mehr, noch mehr!
Jetzt anhalten!
Und pressen! Pressen!«
Aber jetzt kommt es mir,
das ist ja genau das Gegenteil von all dem,
was du so geduldig mit mir geübt hast.
Einatmen, Luft holen, anstatt leer zu werden im Ausatem.
Anhalten, blockieren, das meint ja dagegen sein,
sich anstrengen und kämpfen, sich dabei verschließen,
anstatt sich zu öffnen und hinzugeben.
Sich loslassen, um mitzugehen mit der Bewegung, in die man eingestiegen ist,
einszuwerden mit dem Rhythmus, der von selber kommt,
und in dem man selbst zur Welle wird...

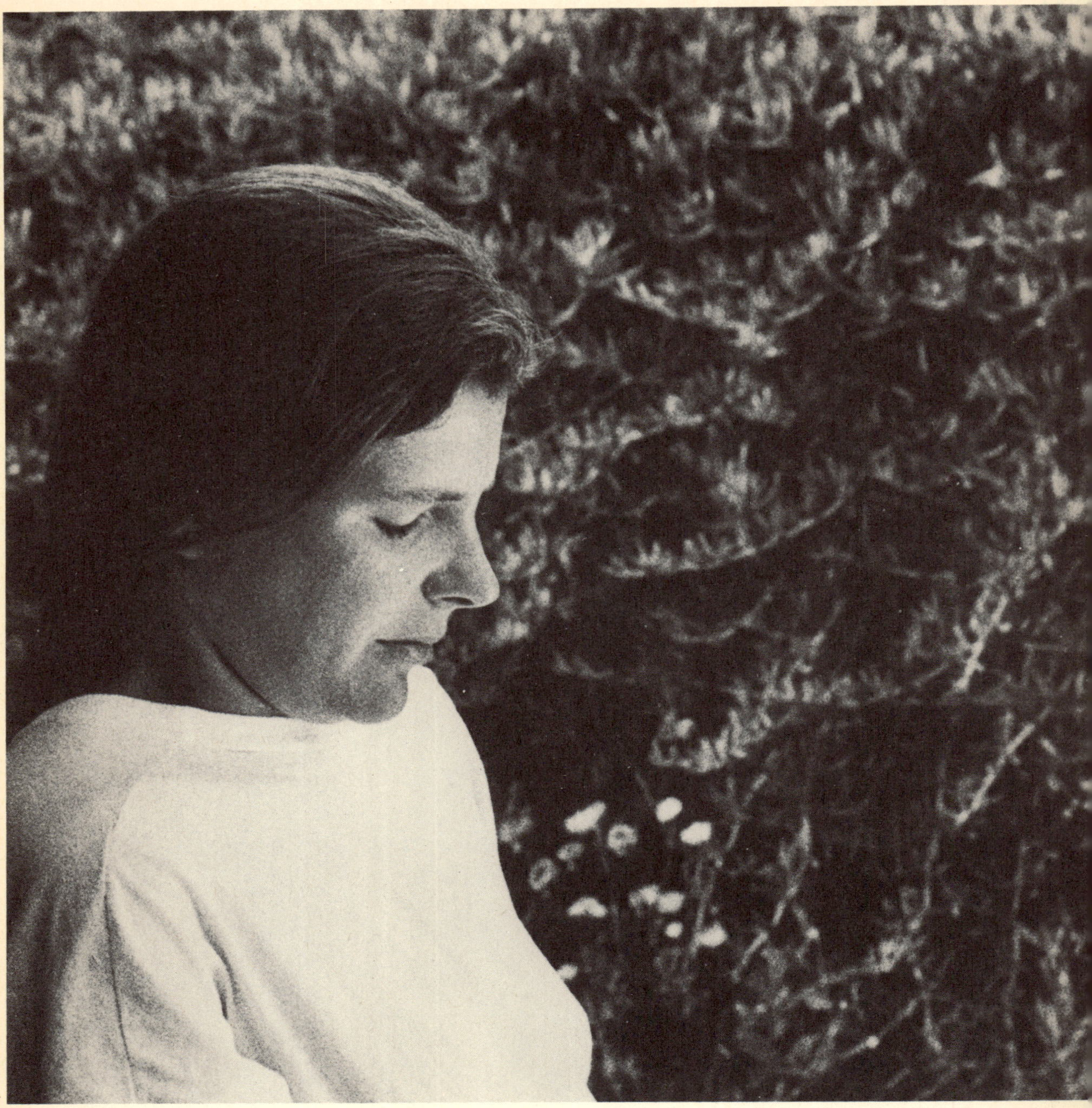

— Wenn ihr tatsächlich so unterrichtet werdet,
dann muß man sich nicht wundern über so viel Enttäuschung,
Wut und Schmerz.
Denn ihr lernt wirklich all das,
was man nicht tun soll.
»Du wirst unter Schmerzen gebären.
Mater Dolorosa« —
ja, darauf läuft es genau hinaus.

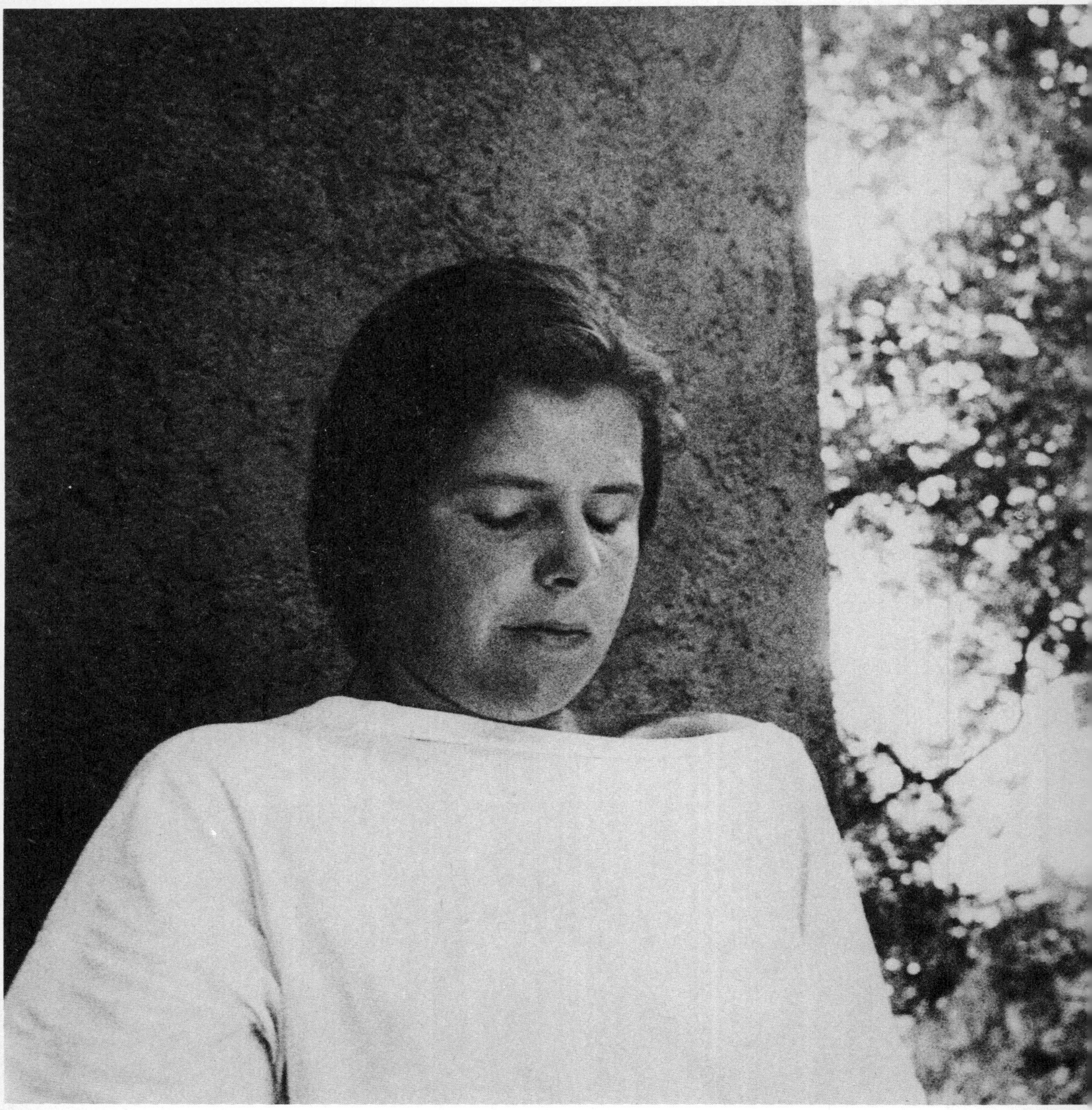

— Tief einatmen!
Da sind wir also wieder?
Ziehen die Schultern hoch, um Luft zu holen,
verspannen uns im Nacken,
blähen den Brustkorb auf, bis er beinahe platzt,
und in diesem total unerträglichen Zustand,
halten wir an, blockieren,
um zu ersticken!
Wer wundert sich da noch über die armen Frauen,
über ihr angeschwollenes Gesicht, das bald hochrot, dann blau
und violett wird.
Wer will überrascht sein von den schrecklichen Augen,
blutunterlaufen, tränenvoll,
von den verzweifelten Blicken, die Bestürzung, Panik,
Schrecken verraten?
Denn sie empfinden es wohl, diese Unglücklichen:
je mehr sie sich steigern in ihre Anstrengung,
um so weiter entfernen sie sich von der Loslösung,
die zu geschehen hat.

— Und als höchste Beleidigung hört man im Augenblick,
wo das Kind, Frucht von so viel Liebe,
zu empfangen ist,
»Los, pressen Sie, pressen Sie,
als wenn Sie zur Toilette müßten!«

— Hör auf! Genug!
Genug Absurditäten!
Aber bevor wir sehen, was zu tun ist, laß uns kurz ein Stück zurückgehen.
Grauenhaft, haben die Freundinnen gesagt?
Genau vor der entscheidenden Lösung, genau vor dem Ausbruch des Lebens?
Ja, da ist auch ein seltsamer Augenblick,
wie ein Stillstand ist es,
ernstes, feierliches Stillestehen.
Hast du vergessen, daß wir durch einen Sturm gesegelt sind?
— Nein, ich hab es nicht vergessen.
— Wenn also der Hafen in Sicht ist, das Land fast zu berühren,
wenn, wie man sagt, der erste Teil der Arbeit beendet ist,
das Tor geöffnet wie eine Schleuse, um das Kind hindurchzulassen,
dann tritt eine große Stille ein.
Der Wind hat sich gelegt.
Nicht die geringste Kontraktion, nicht die leiseste Welle mehr.
Aber es ist eine eigenartige Ruhe,
schwere, beunruhigende Stille, die das Gewitter ahnen läßt.
Man sieht den Tiger nicht mehr, aber man weiß und spürt, daß er umherstreift.
Zwei Krieger messen sich vor dem Endangriff.
Dieser Augenblick ist es, voller Unsicherheit,
in dem du dich aus der Zeit hinausgeworfen fühlst,
die gleiche Stille wie vor dem Orgasmus.
Du weißt nicht, wo du bist.
Bist nicht mehr da.
Nicht mehr auf der Erde.

Du bist nirgends,
bist hinausgegangen
in eine unbekannte Welt
zur Begegnung mit dem Kind.
Und man redet vom physiologischen Ruhepunkt,
von Hormonen und auch wieder vom Sauerstoff.
Ach nein!
Es ist der Augenblick des Abschieds und der Trennung.
Man schaut sich in die Augen.
Man verstummt.
Und im Herzen der Frau geschieht der große Riß.
Gehenlassen, hinausgehenlassen,
zulassen, daß das geboren wird, mit dem man eins gewesen ist
für so lange Zeit —
gibt es einen größeren Verzicht?
Den Helfern in deiner Nähe,
Ärzten und Hebammen,
die dich unterstützen sollten,
scheint es, daß jetzt nichts mehr passiert.
Das eigentliche Drama verpassen sie.
Sie sehen in dir nur Körper.
Und verworren ahnen sie Gefahr, als schwebte der Tod in
deiner Nähe.
Weil ihre unbewußten, verdrängten Ängste angestochen sind
und plötzlich auftauchen.
Unfähig, dir zu folgen,
dich dort zu erreichen, wohin du gegangen bist,
versuchen sie, dich in ihren Horizont zurückzuholen.

»Wenn dem Kind etwas passieren würde!«
Mit dieser perfiden Ausrede
fangen sie dies und jenes an,
nur um ihre eigene Angst zu beruhigen.
Man darf es ihnen nicht übelnehmen,
ihnen, die nicht den Mut oder die Chance hatten,
diese Leere zu durchleben,
die nichts wissen von dieser fremden, anderen Welt,
nichts von ihrem Atem.
Wie sollten sie gelassen bleiben,
wo der Tod so nahe ist?

Wieviel Tapferkeit, wieviel Seelenkraft wirst du brauchen,
um diesen Sachverständigen standzuhalten.
Zum Glück bist du durch die Leere gegangen.
Herr deines Atems, bist du stark.
Unerschütterlich und überlegen wirst du verbieten,
daß eingegriffen wird.
Du wirst warten können, warten.
Ohne etwas zu machen,
wartest du gleichmütig ab,
bis das Gewitter wiederkehrt,
bis Sturm und Winde toben.

— Jetzt sollst du mir aber sagen, wie man in den Hafen einfährt!
— Wie soll man euch einfahren lassen, dich und deinen teuren Passagier,
wie sollst du den Atem gebrauchen,
wenn zum letzten Mal der Sturm losbricht?
Komm, laß dich führen.
Du mußt wissen, daß das Ungeheuer sich nur beruhigt hatte,
um noch mehr Kraft und Wildheit anzusammeln.
Sein Toben ist jetzt schauderhaft.
Die Wellen scheinen grenzenlos.
— Du willst mir wohl noch Furcht einjagen?
Dennoch fühle ich mich eher vor Begeisterung aufgeregt,
ich vergehe fast vor Neugier.
— So sprech ich gern zu dir,
nun hör gut zu.

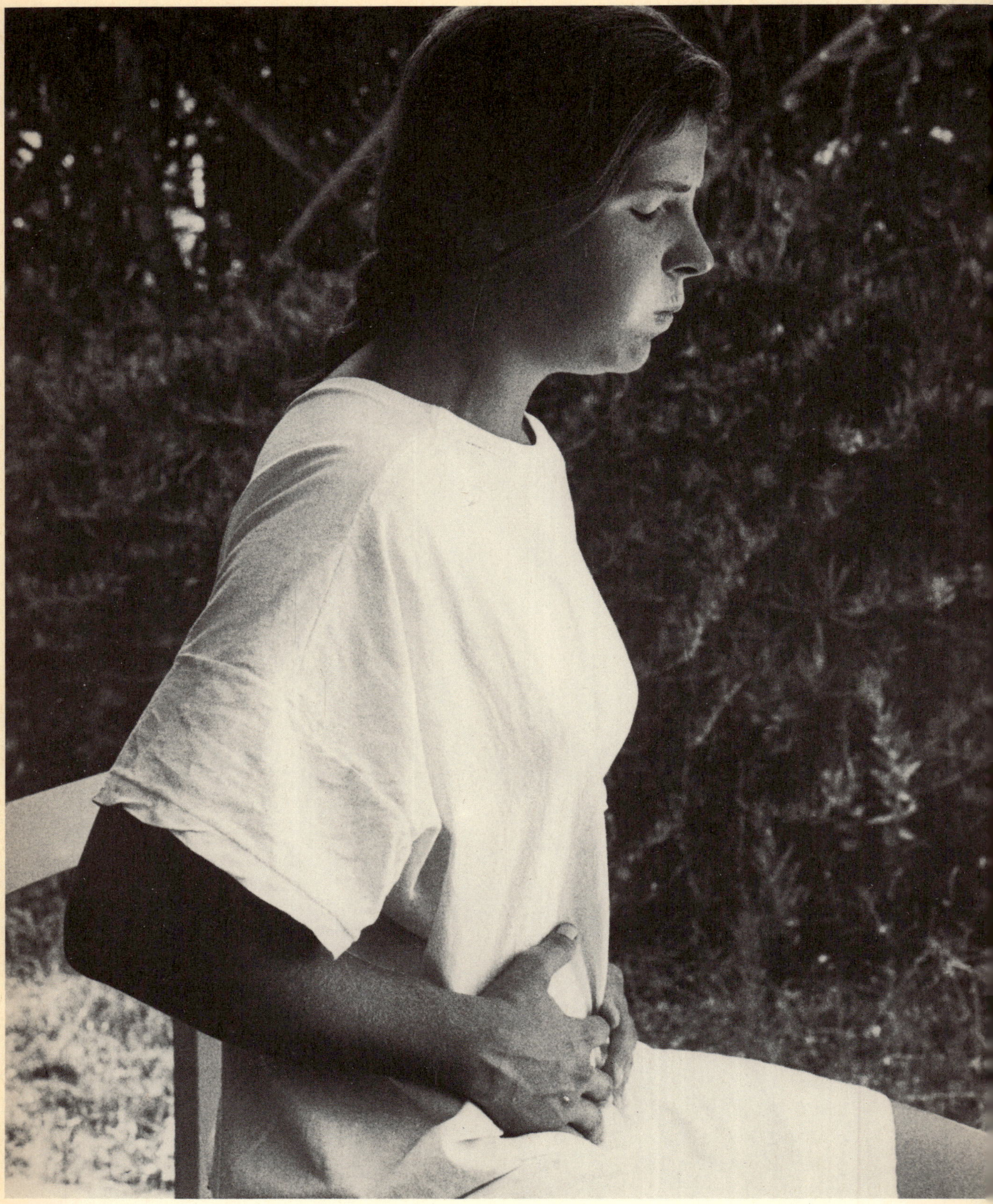

— Wie siehst denn du diese letzte Arbeit nach allem, was wir erlebt und erübt haben?
— Wenn ich dich, wenn ich *es* recht verstanden habe,
so werde ich mich noch einmal leer werden lassen,
ausatmen werde ich,
in die Bewegung mich einschwingen,
mich mit der Welle rollen lassen.
— Ja, du hast alles verstanden.
Noch einmal ausatmen.
Aber wenn möglich noch langsamer und noch sanfter, mit noch mehr Innigkeit.
Wie Calypso für Odysseus, als er sie verläßt,
einen leichten, günstigen Wind aufkommen läßt,
so bläst du sanft,
damit das Floß deines Geliebten bis zum Ufer getragen wird.
Wie konkret?
Du legst noch einmal die Hände auf deinen Bauch,
und um den Ausatem weicher und länger werden zu lassen,
preßt du die Lippen locker aufeinander,
so daß der Atem sanft und dicht ausströmen kann.
Die Lippen nicht verkrampfen!
Dein Mund soll sich dehnen, die Backen blasen sich auf.
Und spür, wie auch jetzt alles in dir sich entspannt.

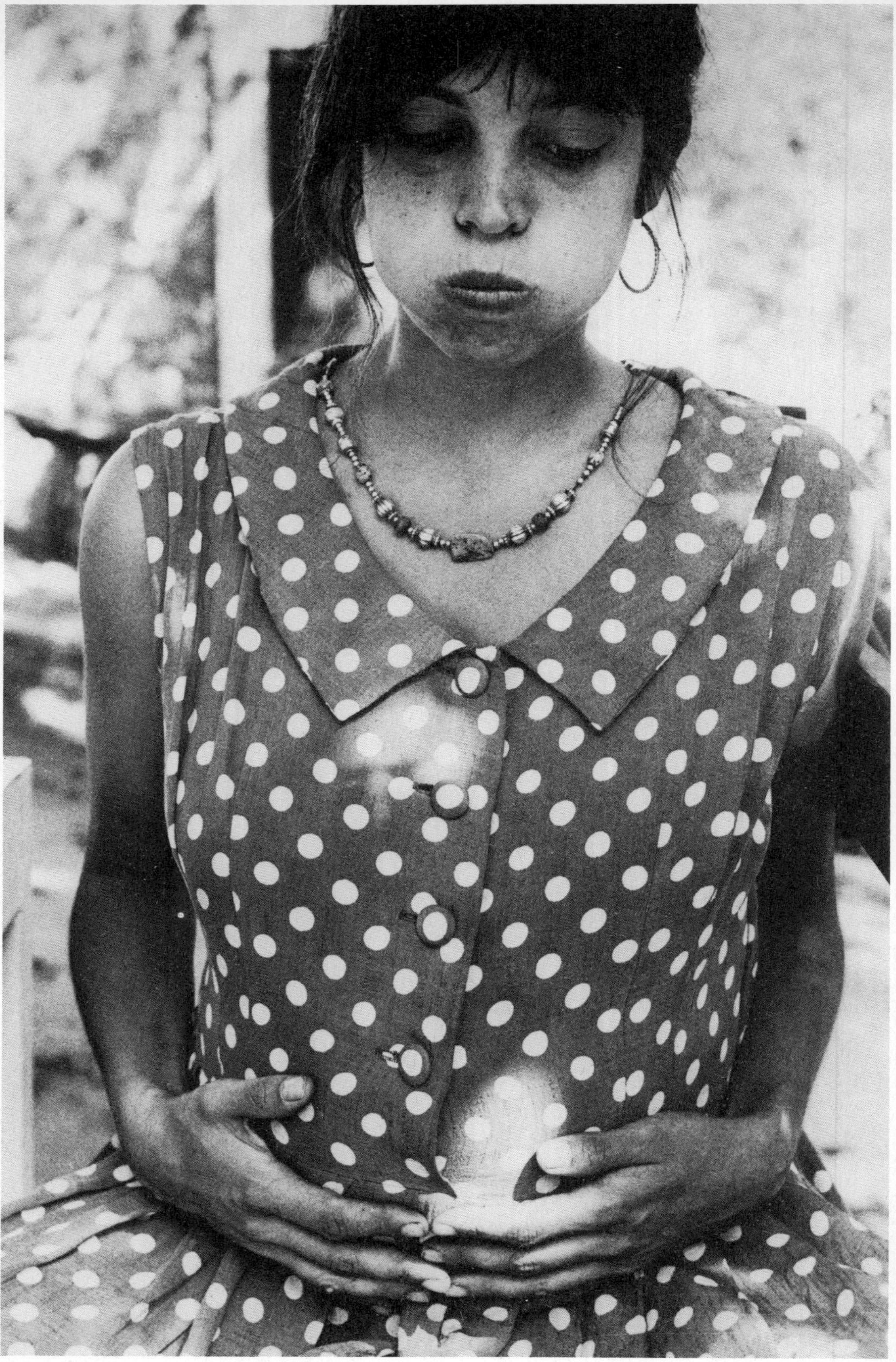

— Ich komme mir ein bißchen albern, läppisch vor, wenn ich so blase.
— Bist du denn noch nicht weiter!
— Aber es stimmt, wenn man so bläst, kann man nur mit dem Bauch ausatmen.
Und es tut wohl, dies langsame weiche Strömen, es beruhigt mich.
Wie lange es dauert!
Unendlich lang.
Aber . . .

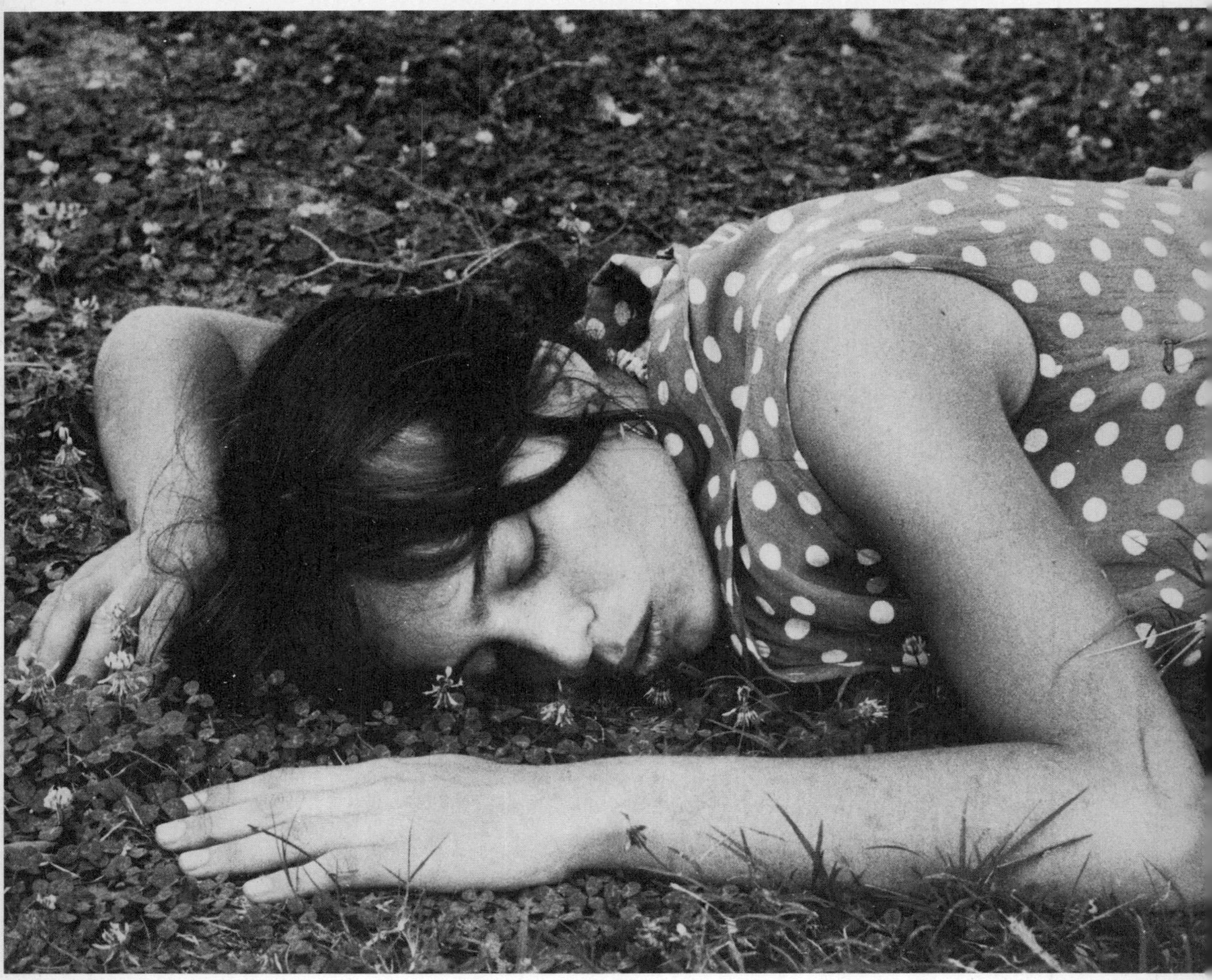

— Was aber?
Du hast doch nicht erwartet,
daß ich von günstigen Lagen und Haltungen spreche?
Wo es um die Liebe geht?
Unmöglich!
Mehr denn je, laß dich tragen,
folge deinem Gespür.

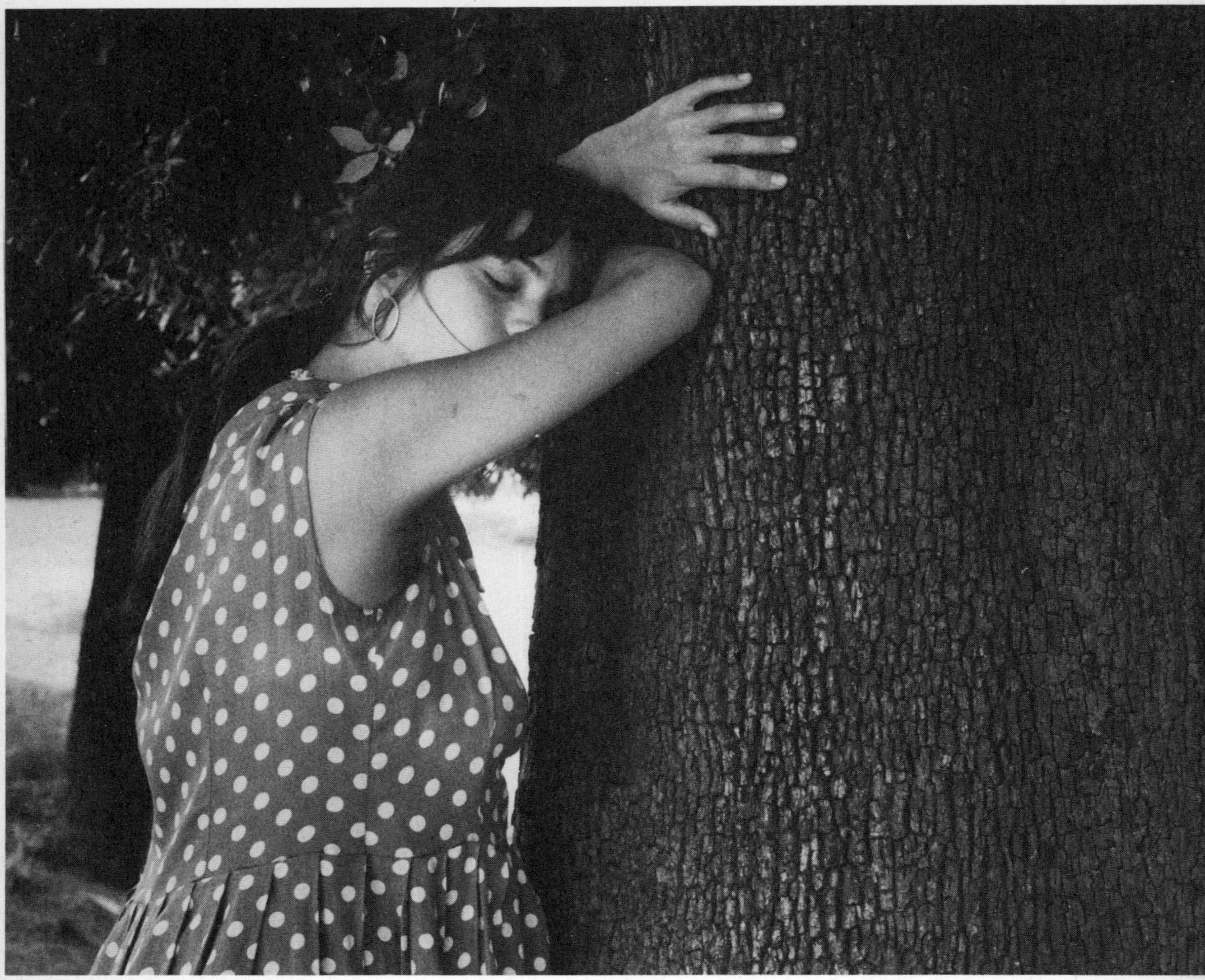

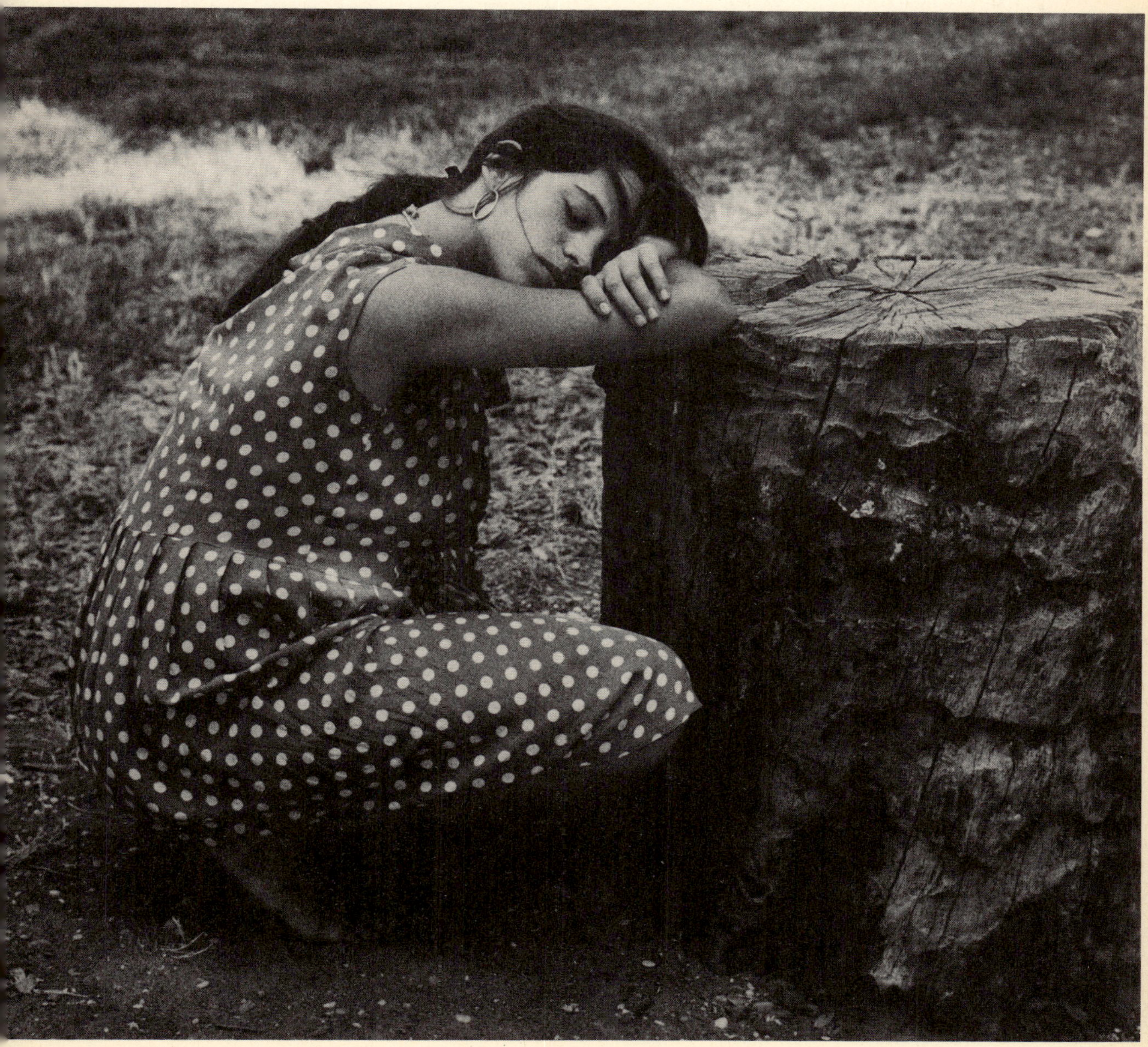

— Du hast auf meine letzte Frage noch keine Antwort gegeben.
— Wirklich?
— Wie man es macht, ... wie man das Kind, wie man es schließlich hinauspreßt oder -stößt?
— Das Kind ... hinauspressen und stoßen?
Magst du es vielleicht, daß man dich stößt?
Willst du es stürzen lassen, dieses Kind?
Du willst es aussetzen,
es nackt auf die Straße werfen
wie ein beleidigter Eigentümer,
der einen verhaßten Mieter loswerden will?
Du willst diesen Säugling verjagen,
wie man ein verschrecktes Tier aus seinem Käfig, aus seinem Schlupfwinkel hetzt?
Das Kind hinauspressen?
Nein, niemals!

— Dann muß man also ... muß man überhaupt nicht pressen?
— Nein, man muß nicht.
— Muß man sich auch nicht ... anstrengen?
— Nein, man muß sich nicht anstrengen.
— Wie kann denn das Kind auf die Welt kommen?

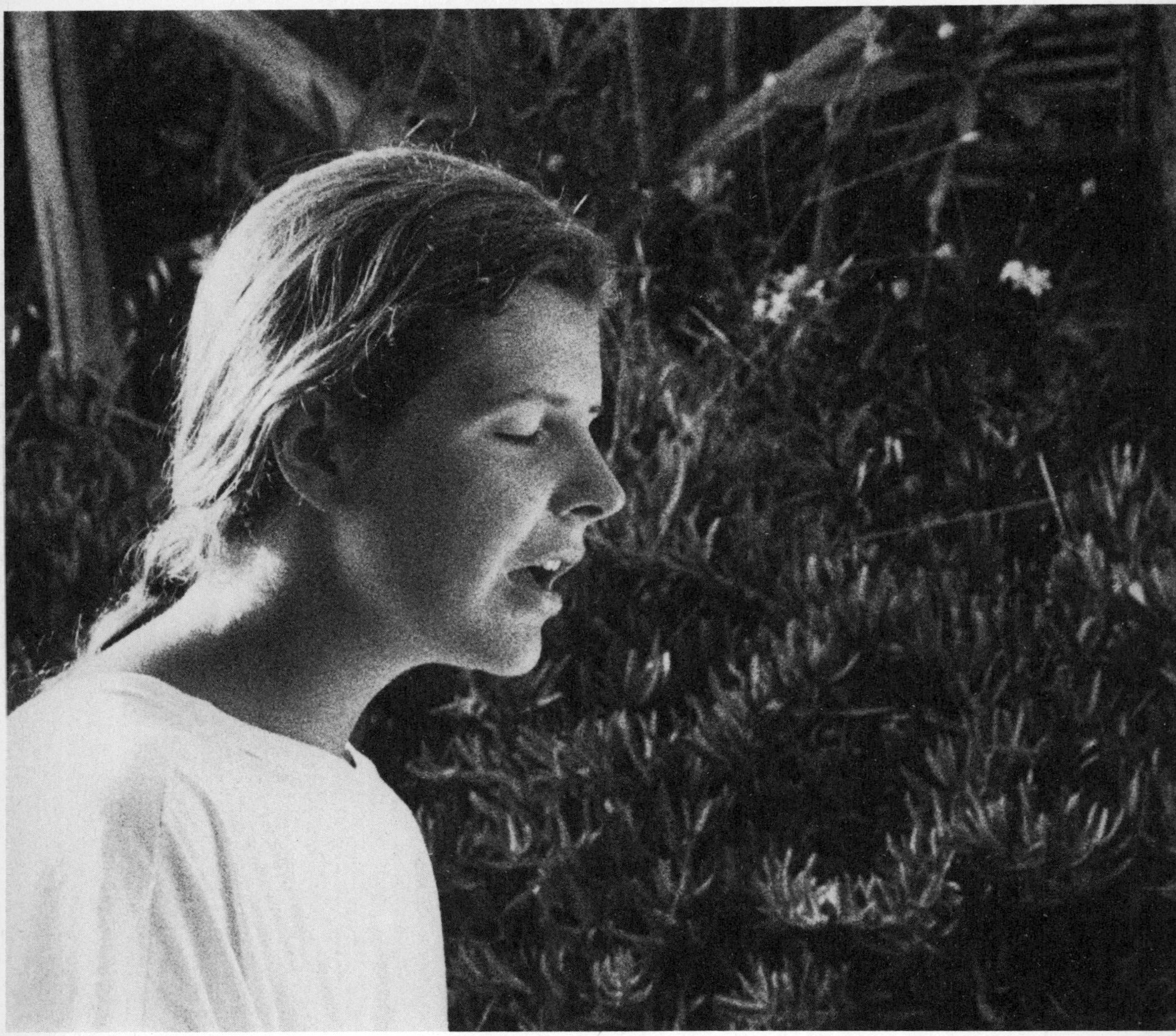

— Nicht pressen, nicht stoßen,
nur sich öffnen.
Nicht kämpfen,
sich ergeben,
sich hingeben und ein letztes Mal
sich forttragen lassen von Welle und Sturm.

So sanft und weit ist dein Atem,
empfangend und
mächtig,
von Ekstase zu Ekstase hat er dich getragen.

Wie das Kind auf die Welt kommen soll?
Wie ein Lächeln.
Wie ein Seufzer,
der sich aus deinem Umbruch,
aus deinem Freudentaumel,
aus deiner Vernichtung
löst.

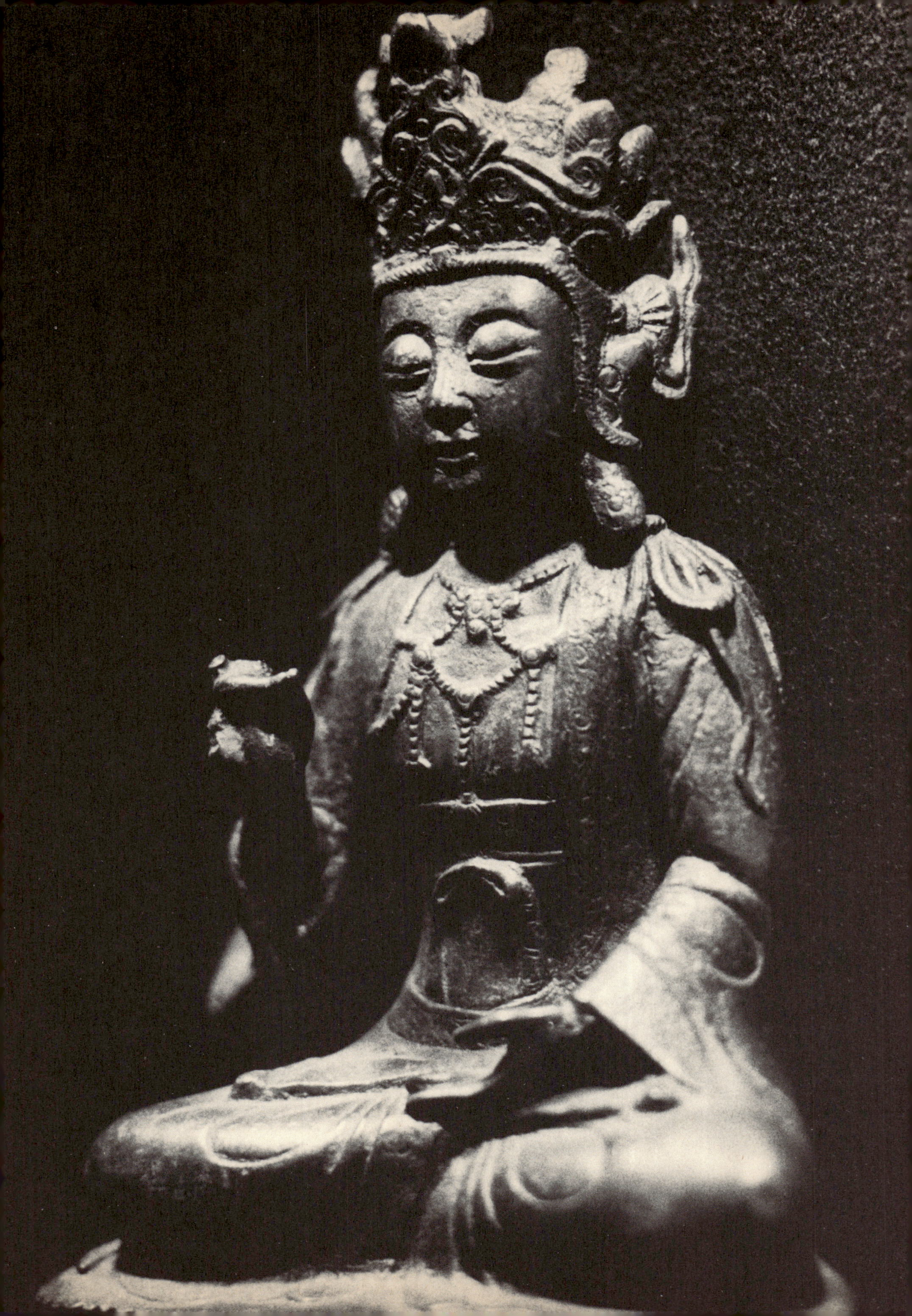

11

Entsendet Lebewohl

Keine würdige Feier,
wenn nicht der Himmel seine Gabe dazu schickt.
Hör,
was mir die Musen ... eingeblasen haben,
während ich deiner gedachte...

1

Sagte das Feuer zum Wasser:
von uns beiden bin ich am stärksten,
ich kann dich kochen lassen.
Und bringst du mich auch in Wut,
treibst mich in höchste Raserei,
so lasse ich dich verschwinden,
denn ich bringe dich zum Verdunsten.
Darum hast du mich zu fürchten.
Zeige mir Gehorsam und Respekt,
wie ich es von dir erwarte.

2

Oh Feuer! Rief das Wasser,
du eitles, überhebliches,
kennst ja nur das Drohen,
wie ein übermütiges, zorniges Kind.
Was wolltest du tun ohne mich?
Wer außer mir kann deinen Durst stillen?
Wer deine Flammen zähmen?
Wer anders kann dich beruhigen in deiner Hitze und Glut,
wer bremst dich in deiner Zerstörungswut?
Der Stärkere?
Ach Feuer, komm,
du weißt es doch,
ich lösche dich, wann ich es will.

3

Als sie verstanden hatten,
daß keiner den andern besiegen konnte,
da vermählten sie sich.

Der Streit allerdings fand dadurch noch kein Ende.
Darum konnten sie selbstverständlich keine Kinder
bekommen.

4

Da erschien der Wind.
Und dieser Herrscher sagte:
Flamme, ich entzünde dich,
und in der Schmiede, da lasse ich dich, Feuer, glühen.
Meer,
wenn ich dich als Lüftchen streichle,
so bist du still und schön wie ein Frühlingssee.
Blase ich aber wild,
wirst du zerzaust wie ein Dämon.
Ihr seht es beide,
ich bin's, der Meister.

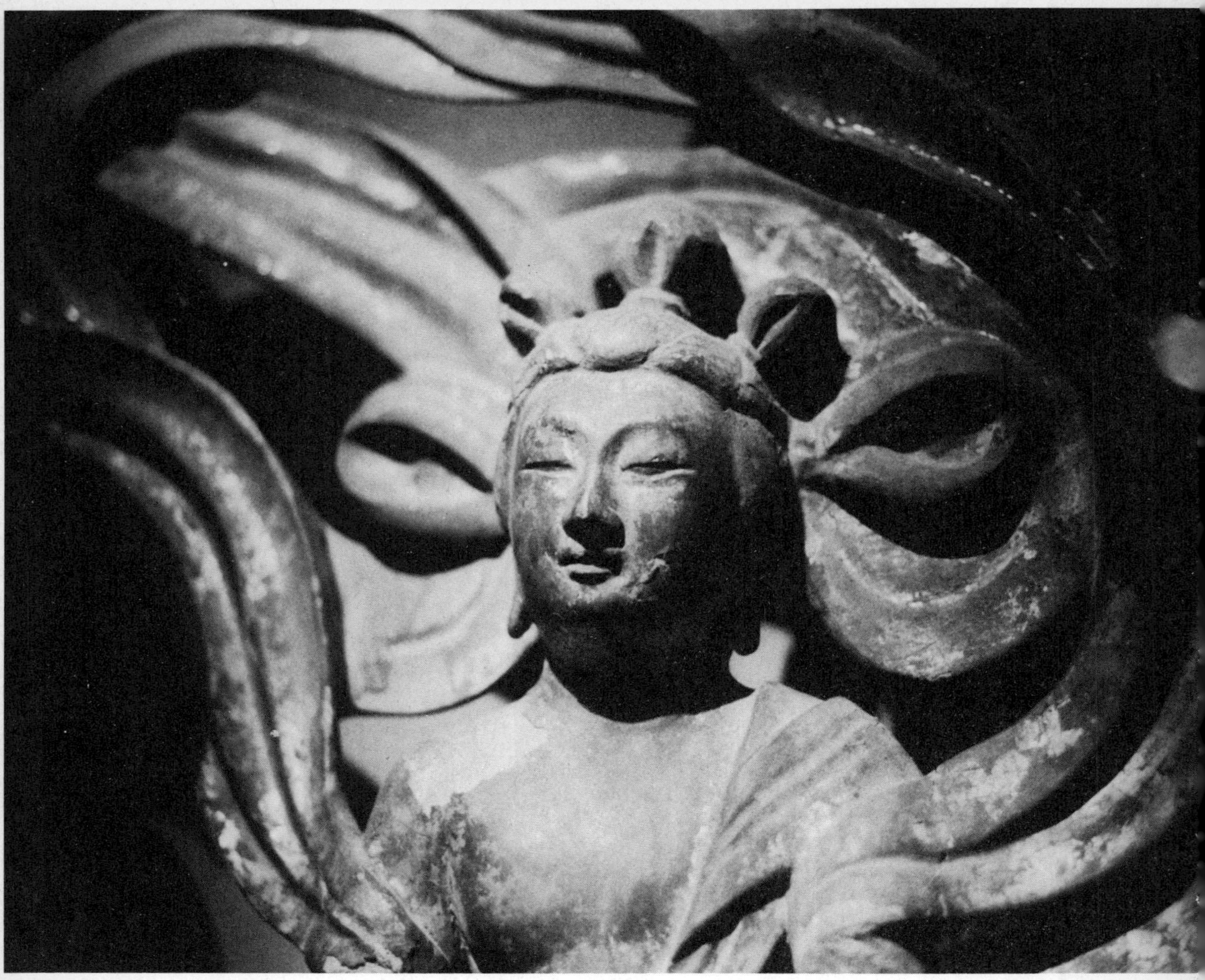

5

Und Meister Wind begann zu blasen,
erst wütend und trunken von seiner Macht,
dann, als er plötzlich begriff,
wie nichtig alle Gewalt,
blies er sanfter, sehnsuchtsvoll.
Nun hörte man einen Ton,
leicht wie der Seufzer eines Kindes
zart wie ein Liebesgeständnis
bebend wie tiefes Bekenntnis.

6

Jetzt entbrannte die Leidenschaft
zwischen Feuer und Wasser,
und ihre Liebe kannte keine Grenzen mehr.
Da wandelte sich das Feuer in reines Licht.
Das Wasser aber ließ sich endlich liebkosen
und wurde heller Tau.
Tausend schillernde Tropfen verrieten,
daß es sich endlich ergeben hatte
und eins geworden war
mit dem Geliebten.

7

Aus dieser Vereinigung
und Leidenschaft
entsprang die Schöpfung.

Hinweis

Als Ergänzung zu diesem Buch erscheint 1984 für alle, die sich auf die »Kunst zu atmen« näher einlassen wollen, eine zum Üben geeignete Kassette, die Frédérick Leboyer mit der indischen Sängerin und Musiklehrerin *Savitri Nayr* aufgenommen hat, zusammen mit einem praktischen Einführungstext des Autors.

Bisher von Frédérick Leboyer bei Kösel:

Geburt ohne Gewalt.
2. Auflage 1981.

Sanfte Hände.
Die traditionelle Kunst der indischen Baby-Massage.
4. Auflage 1983.

Weg des Lichts.
Yoga für Schwangere. 1980.

Das Fest der Geburt.
1982.

CIP-Kurztitelaufnahme der Deutschen Bibliothek

Leboyer, Frédérick:
Die Kunst zu atmen / Frédérick Leboyer. Dt. von Silvia Ostertag. –
München : Kösel, 1983.
Einheitssacht.: L'art du souffle ⟨dt.⟩
ISBN 3-466-34080-2

ISBN 3-466-34080-2
Copyright 1983 by Kösel-Verlag GmbH & Co., München.
Printed in Germany. Alle Rechte vorbehalten.
Gesamtherstellung: Kösel, Kempten.
Layout: Frédérick Leboyer und Günther Oberhauser.
Umschlag: Günther Oberhauser.
Fotos: Frédérick Leboyer.